ZEN呼吸

「健康」は白隠さんから

椎名由紀
横田南嶺

春秋社

序——今よみがえる『夜船閑話』の健康法

椎名由紀先生との出会いは、昨年（二〇二二）の暮れのことでした。一通の手紙がご縁の始まりでした。寺にいますと、いろいろな方からお手紙を頂戴します。特にコロナ禍となって、オンラインで動画の配信をするようになってからは、こちらが存じ上げない方からもお手紙をいただくようになりました。そんな手紙の中に椎名先生からのお手紙があったのでした。それは、実に丁寧な心のこもったお手紙でありました。もっとも私は、椎名先生のお名前を存じ上げていました。今からちょうど十年前（二〇一二）の暮れに渋谷の Bunkamura で白隠禅師の展覧会を行った頃、『芸術新潮』に白隠禅師の呼吸法を椎名先生が実にわかりやすく書いてくださっていたのを覚えていました。

白隠禅師の「内観の法」や、「軟酥《なんそ》の法」について懇切丁寧に説いてくださっていて、世の中にはこういう方がいらっしゃるのだと思っていました。

そんな椎名先生からのお手紙でしたので、驚いたのでした。お手紙によれば、すでに円覚寺の日曜説教に何度もお越しになっておられたとのことなのです。椎名先生は、最近私が力を入れている YouTube の配信を聞いてくださっていて、その配信への感謝の手紙だったのです。

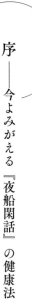

こういう先生とご縁ができるということはありがたいと思い、早速に返事を書いて、お目にかかることができました。

その時に、私たち修行道場で修行する者たちのために呼吸法の講習をお願いしたのでした。

そうして今年はじめから毎月のように椎名先生にお越しいただいて、呼吸法の講習を行ってもらいました。

椎名先生は、「ZEN呼吸法主宰・呼吸アドバイザー」という肩書きであります。長年体の不調に苦しまれた椎名先生は、白隠禅師の『夜船閑話《やせんかんな》』に書かれている呼吸法にめぐりあって、その呼吸法によって、健康を取り戻されたのでした。

そんな体験をもとに今、全国各地で呼吸法のセミナーなどを開催されているのであります。

また我々坐禅を専門にしている僧侶が、そのような方に学ぶというのはどういうわけかと思われるかもしれません。

私たちは確かに長い時間坐禅をしています。しかし、本当に呼吸の素晴らしさに目覚めているかというと、必ずしもそうではありません。まず私たちの修行道場では、呼吸法などについて丁寧に教えることをしていません。各自がそれぞれ自分なりに工夫して体得するものです。教えないので、何年坐禅しても体得できない者もいるのが実際であります。

また自分で体得していたとしても、私などはそれを言葉にして人に伝えるということができません。私自身長年やってきていますので、自分ではこうだというものがあったとしても、人に伝えることができないのです。説明ができず、ただ腰を立てて、肚《はら》に気を込めて坐るのだというだけなのです。なかなかそれだけでは、とても短期間で伝わるものではありません。

もっとも言葉で伝えることには、問題もございます。「腰を入れる」、「腰を立てる」という言葉にすると、それにとらわれてしまい、腰を入れすぎてしまう、あるいはそり腰になってしまうことがあります。また岡田虎二郎先生が指摘されたように、「みぞおちを落とす」というと、今度は猫背になってしまったりします。

その点、椎名先生の指導は、長年の探求の末に的確に教えてくださいます。かくして一年にわたり椎名先生の講習を受けて学びましたが、そのどれもがとても楽しいものでした。

椎名先生自身が、ご自身の体験から呼吸法の素晴らしさを実感されているので、その良さを伝えたいという思いがあふれているからです。

これを多くの方に知ってもらおうと、動画でも紹介させてもらいました。そしてまたこの度、新たに春秋社から書籍として出版することにしました。


第一章は、椎名先生と私の対談です。ここでは主に私が聞き手となって、椎名先生の壮絶な体験を語っていただきました。お辛かった頃のことを涙ぐみながら話してくださったことが印象に残っています。

第二章は、椎名先生による具体的な呼吸法の指導であります。とても丁寧に心を込めて説明してくださっていますので、写真を参考にしながら、誰でも実践できるようになっています。これまでもたくさんの書籍を上梓されている椎名先生ですが、本書で初めて紹介された方法もたくさんございます。本書の一番魅力のあるところです。

第三章は、白隠禅師のことについて、私が語っています。これは白隠禅師のことを知らないという方に語るということで書いていますので、あまり詳細な内容には触れていませんが、初心の方にもわかるようにしています。

そして巻末には、伊豆山格堂《いずやまかくどう》先生による『夜船閑話』の現代語訳を載せています。

『法句経《ほっくきょう》』の二〇四番に、「健康は最高の利得であり、満足は最上の宝であり、信頼は最高の知己であり、ニルヴァーナは最上の楽しみである」とありますように、「健康」は最高の幸せであります。

人生百年時代と言われる中、健康でお互いの人生を全うしたいものです。この『ZEN呼吸』の本が、皆様の健康のお役に立てばなによりの幸いであります。

二〇二二年十一月吉日

横田　南嶺

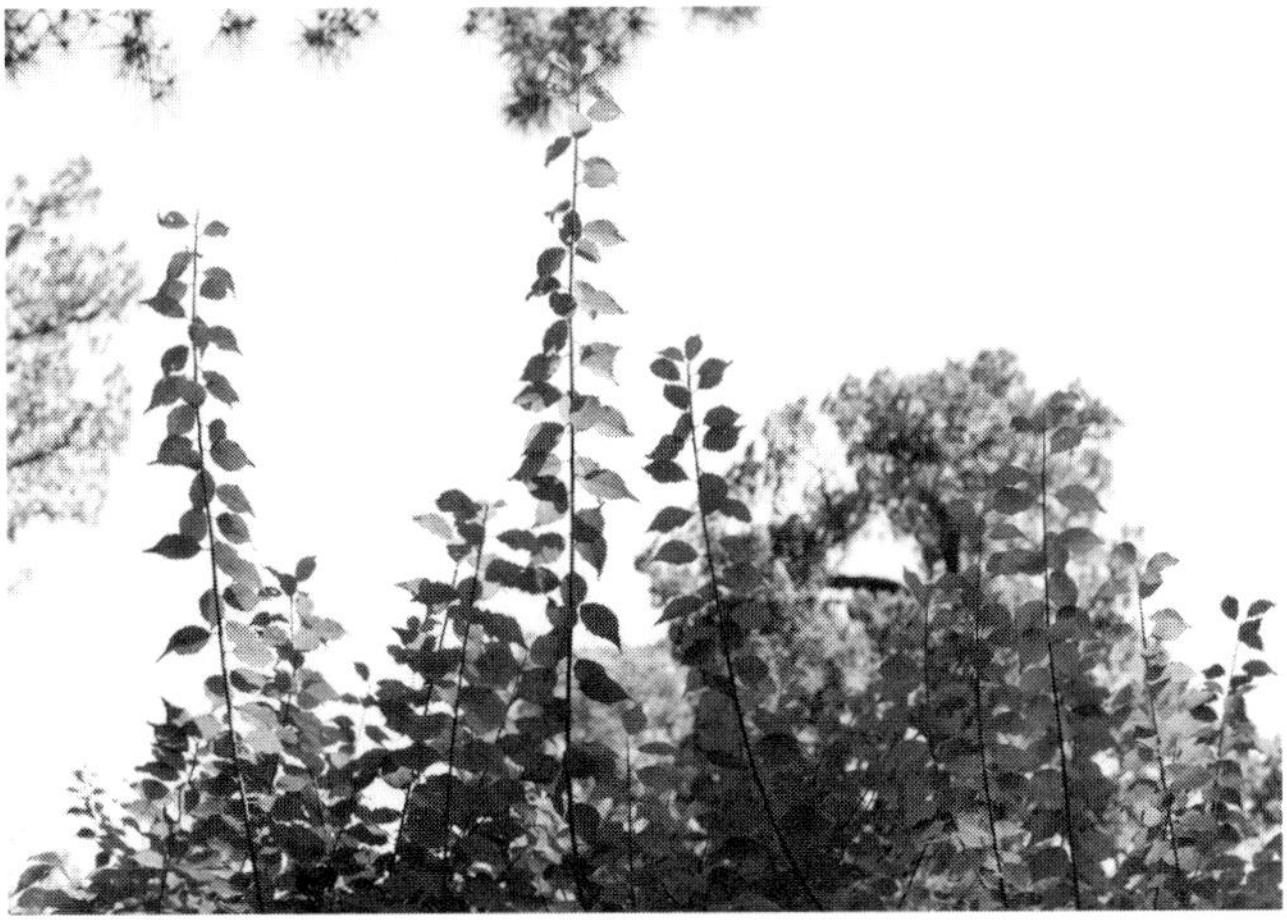

ZEN呼吸
「健康」は白隠さんから　目次

第二章

実践・ZEN呼吸法

第三章
『夜船閑話』をよむ

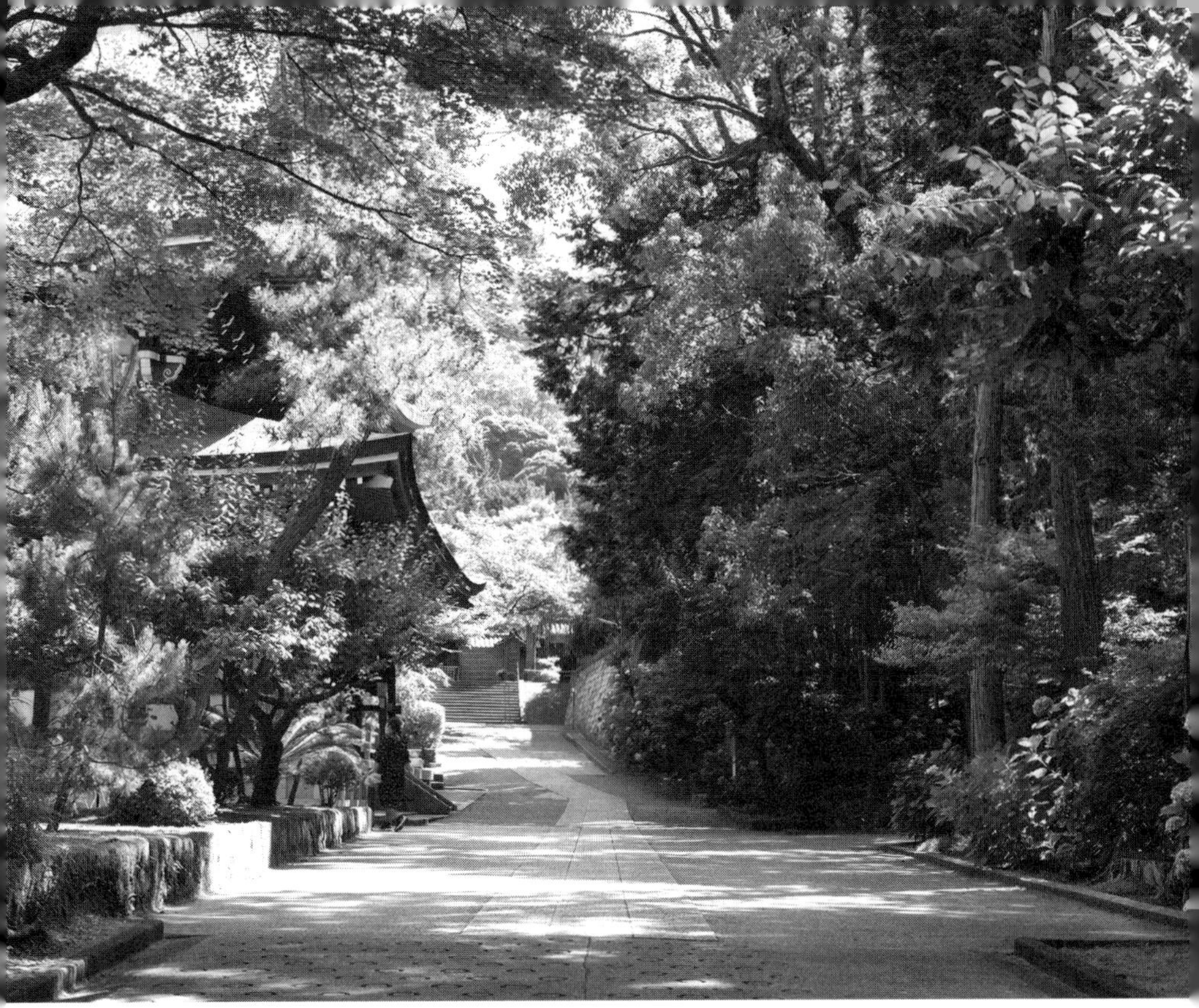

第一章

「健康」に還る

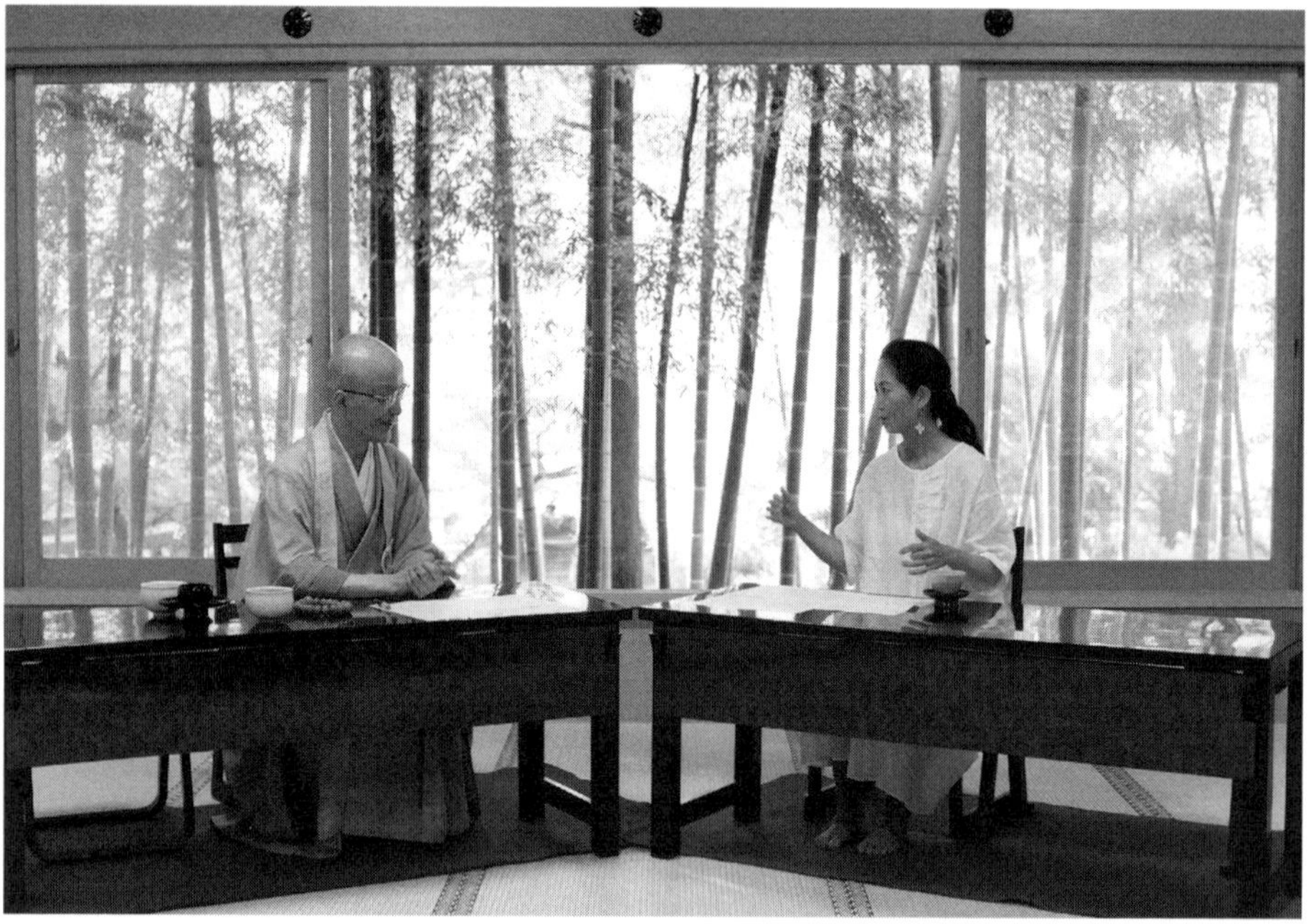

1　健康の祖・白隠さん

横田　椎名さんが出会われ、命を救われたという白隠禅師《はくいんぜんじ》の『夜船閑話《やせんかんな》』。いわば江戸時代の健康本の大ベストセラーですが、その「健康」という、これだけ巷にあふれている言葉は、なんと白隠さんが初めて使ったというね、これについては椎名さんも初めて知ったそうですね。

椎名　全然知りませんでした。本当ですか？　という感じです。

横田　私も二〇一七年に白隠フォーラムに出て、「健康という言葉は白隠さんが初めてなんて、そんなことがあるのかな」と思ったのが最初でした。昔ある人が、『夜船閑話』の序文は窮乏庵主《きゅうぼうあんじゅ》という人が書いたもので、白隠自身の著作ではないとしているけれど、窮乏庵主というのは、白隠さんのことなのね。白隠さんは面白いことをやるんですよ。自分で書きながら、他人が書いたということにしている。『夜船閑話』に健康という語があることは確かですし、健康科学大学の平尾真智子先生によれば、厳密には『夜船閑話』より四、五年前、『於仁安佐美《おにあざみ》』という著作で白隠という人が「健康」という言葉を使った。それが今日健康ブームとまで言われるようになる大元です。

椎名　「健康」という言葉を白隠さんが使っていなかったらどうなっていたのでしょう？

横田　そこが注目すべきところですね。たとえばインドの仏典では、「健康」に相当する言葉は「アローギャ」といいまして、「無病」を指します。『法句経《ほっくきょう》（ダンマパダ）』というお経に、「無病はこの上ない幸せである」という言葉があるんです。それはアローギャ、病のない状態。アローギャの「ア」は打ち消しの言葉で、「ローギャ」というのは患っている状態。「何々のない状態」という表現でしかない。ですから、健康の状態そのものには、あまり価値を置いていないのですよ。病の方に重きがある。白隠さんが偉かったのは、病のない状態というのは「健康」という素晴らしいものだと、そこに言葉を当てて、強調してくれたことにあるのではないかと思いましてね。

失って初めて気づく尊さというのはありますが、それは白隠さんご自身が健康を失った時期が二十代にあったからです。それを、「内観《ないかん》の法」や「軟酥《なんそ》の法」を教わって、その呼吸法によって回復した。病がないという表現でなく、まさしく健康、「健」というのは体に重点があるのではないか、そして「康」の方は心の安らぎかと思いますが、それが素晴らしい状態、宝なんだということで、「健康」という言葉を当てて、それが広がっていった。十の著作に十何カ所というから、結構使っているのですね。

それで、『夜船閑話』という書物が時代を越えて大変に読み継がれた。江戸時代から明治、大正、昭和、そして現代の椎名先生に至っています。多くの人に読み継がれた、健康についての一大ロングセラーですね。「健康」という言葉は、『夜船閑話』が普及したことによって広まっていったと考えられる。まずこのことを再評価したい。

椎名　本当ですね。当然のように使っていますが、最初に生み出したのがまさかの白隠さん。

横田　そうなのです。やはり健康を失ったからこそ、初めてその尊さに気づいた。それが大きいと思います。

2 不調和のころ

横田　本当は失う前に気づけばいいんですが。これは難しいのです。
椎名　そうですね。体を壊さない限り、健康のありがたみはわからないですね。
横田　やはりそれを失ったから、尊さが身にしみるわけでしょうね。
椎名　私の場合は、人よりも早く転がり落ちてしまったので、その点は少し苦労したかな、というのはありますね。今は、ほんとうに健康が止まらないのですが。
横田　三十一歳までは、不健康であったと。
椎名　これ以上の底はないだろうというほどの、不健康度合いだったと思います。
横田　どれくらいどん底だったかというところから伺いましょう。
椎名　はじめは十六歳、高校二年生の夏ですね。
横田　十六までは、お元気なお嬢さんでしたか?
椎名　元気どころか、全部一番でなくては嫌なくらい溌剌としていました。
横田　完璧主義で?

椎名　勉強も運動も、生徒会も部活も、全部を頑張りたい。
横田　親の前でもいつも明るく元気で？
椎名　そうですね。姉が美人でいつもチヤホヤされていたので、妹の私は子どもながらに自分も褒めてもらいたいと一生懸命だったのかと思います。
横田　不調は突然来たんですか？
椎名　はい。生徒会をやりすぎて、学校に毎日二十一時くらいまでいたんですね。ずっと座りっぱなしで書き仕事をしていて。パソコンがまだなかった時代、大層な事務作業でした。
横田　ガリ版ではないね？
椎名　そうですね（笑）。ただ、同じ姿勢でガリガリやっていて、疲労困憊してしまい、部活にも出られなくなり、その結果、部活の人からいじめを受けました。私は文化祭のために、全生徒のために骨を折っているつもりでいたのに、その人たちからいじめられるという理不尽な仕打ちを受けて、そんなことに負けない、めげない、と何くそ反骨精神でなんとか乗り切ろうとして、疲れ切ってしまったんでしょうね。それと、高校受験に失敗したトラウマがあり、今度は大学受験を控えているというストレスもありました。
横田　具体的に、体の状態は？

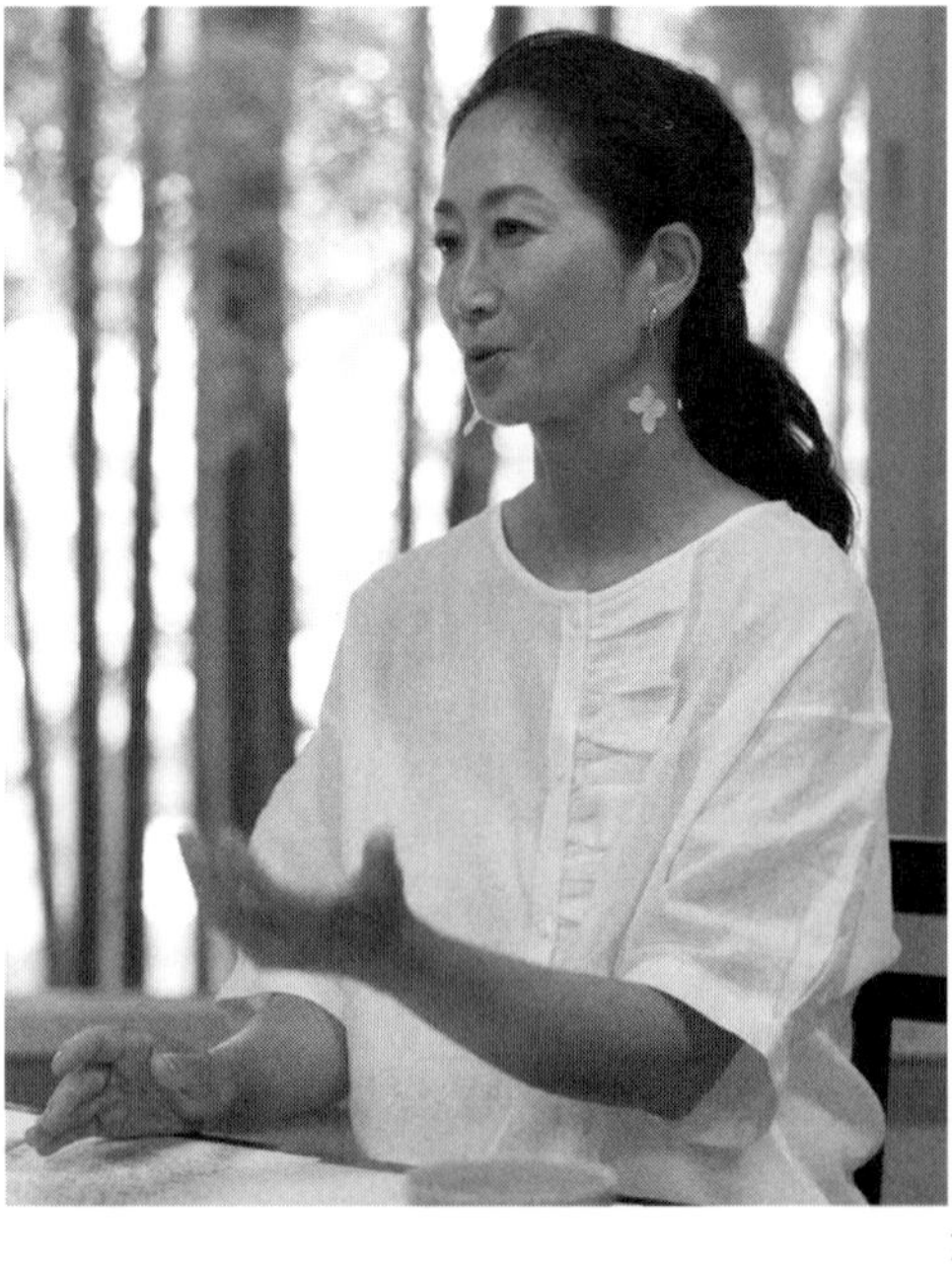

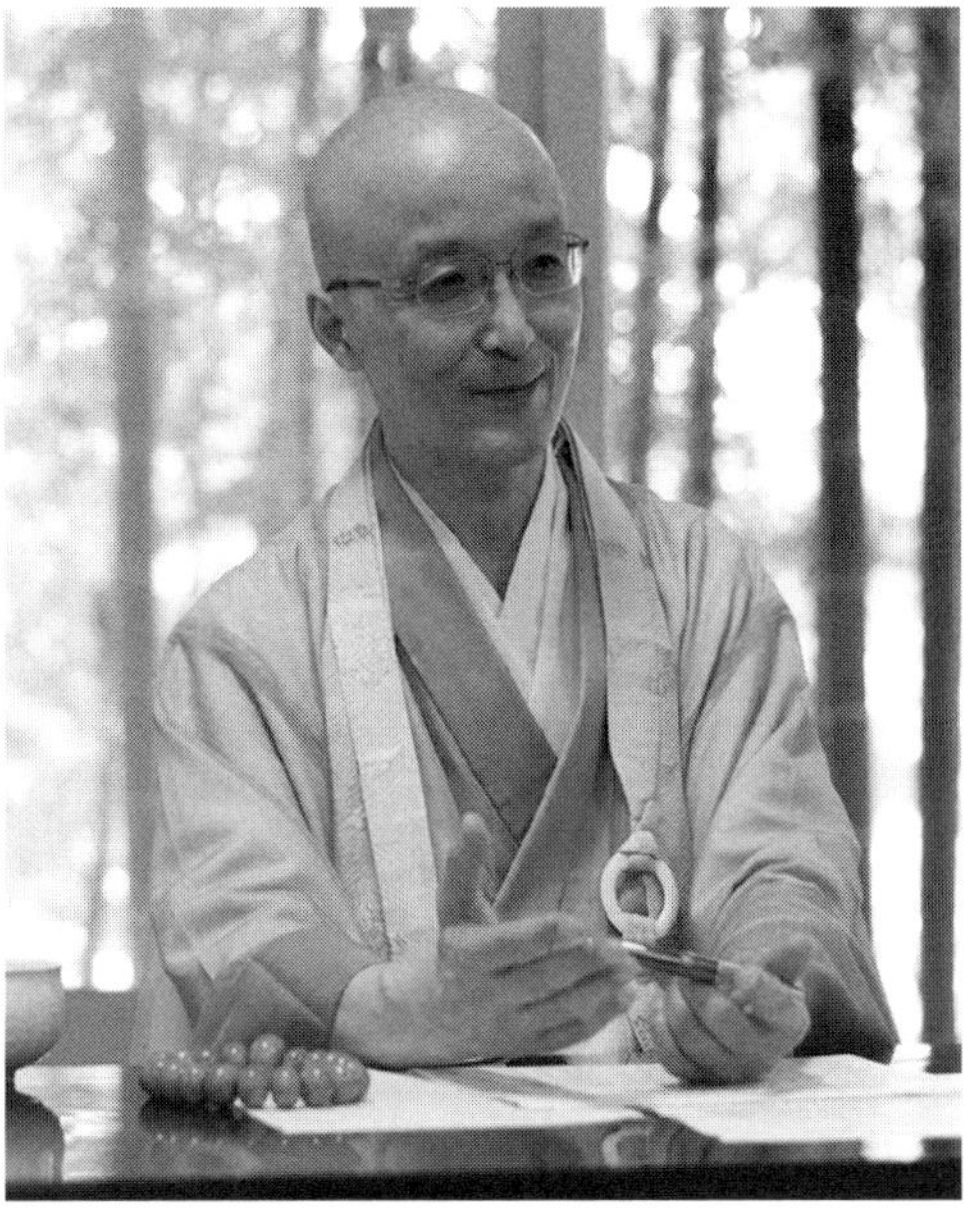

椎名　ひどかったのは頭痛です。グルグル、ズキズキ、グワングワンと、色々な種類がありました。それからめまい、だるさ、倦怠感。そもそも低血圧、低体温ではありましたが、それまでは元気だったのに、ひとつも元気がなくなってしまったんです。起きている間中、頭痛が止まらない。それまで頭痛の経験はなかったんです。でも頭が痛いと、何もできないんですよね。勉学も、生徒会も、部活も。高二で受験勉強もしなくちゃいけないのにできない。病院へ行ってもなんともないと言われるだけで。

横田　病院で症状を説明しても？

椎名　原因不明だと。検査結果からは何もないと。

横田　では痛み止めを貰うくらい？

椎名　痛み止めもくれず、様子を見ましょうと、どこへ行っても同じでした。「様子を見られない状態だから来たのに！」と泣きながら、怒りながら、医者や大人、社会を恨みながら帰って。起きている間はずっと頭痛があるので、もう何もできないし何もしたくなかったです。

横田　学校には行っていたんですか？

椎名　後から気づきましたが、体を動かしているときは一瞬頭痛を忘れるといいますか、少し楽だったので、重たい体を起こしてなんとか外に出れば、学校へ行くまでの道のりは家でじっとしているよりも楽だったんです。

でも学校で席に着いてじっとすると、頭痛がまたガンガン、グルグル、ギュウギュウとやってきて、授業どころではないので、突っ伏してボロボロ泣いていました。

横田　授業を聞きながらですか？

椎名　そうです。今考えると大変ですよね（笑）。

横田　周りの人は何か言いませんでした？

椎名　言われました。あいつはおかしくなったとか。けれどもどうしようもなくて。下を向くと吐き気がしてしまったので下も向けないほどでした。先生が机の上に置く台を作ってくださったので、そこに教科書を立てかけて、下を向くことを回避していました。

横田　うつむくともう駄目なんですか？

椎名　もう、うう、という感じで吐きそうになるんです。本当に、周りは楽しそうに学生生活を送っている時に、「どうして私だけ？　みんなのためにこんなに頑張ったのに、なぜこんな仕打ちを受けなくてはいけないのか」と、社会を呪い、自分の体を呪いました。

横田　食事はできましたか？

椎名　できた時もありますが、できない時もあって。一度、二週間食べられなかったことがありました。もともとはものすごく食べる方で、小学生の頃からラーメン屋さんで大盛りを頼むような子どもだったのに、一日にうどんを一本しか食べられなくなっていました。二週間で八キロ痩せました。その後、二週間で九キロ太り、まるでドラマのようだと思いましたが、急激に痩せた頃は握力もなくなっていました。教室で鉛筆を何度もコロコロ落とす人がいるから、うるさいなと思うと、自分なんです。

横田　鉛筆も落としてしまうほどに。夜は寝られたんですか？
椎名　睡眠だけは完璧でした。
横田　それはまだ、救いですね。
椎名　ですから、ずっと寝ていたい。寝ている方が楽だから死にたいと日々思っていました。もう、起きたくない、と。
横田　では、高校の頃に死を考えていた？
椎名　毎日死のうとしていました。
横田　高校の二、三年というと、十六、七歳？
椎名　はい、十六歳の頃ですね。この若さでこんなに苦しくて、この先もずっと辛いだなんて、死んだ方がマシだ、と思っていました。どの病院へ行っても「何ともない」と言われ、それはつまり「このままあなたは良くならない」ということなのだと受け止めてしまう。病名が付かないので。でも今考えれば、自律神経失調症です。身体のあちこちからクレームが来ていたんです。けれども当時はそんな言葉もなく。後に白隠さんの本を読んで、どうして同じような症状だったのかが、腑に落ちたんです。結局、「がんばりすぎちゃったで症」なんです。体はやりすぎですよ、と一生懸命伝えていたわけです。高校生なのに疲れたサラリーマンみたいになって、ストレスをいっぱい抱えて、もっとちゃんと体のことを考えないと駄目だよと。でも私は「こんなんじゃ負けない、いじめなんてとんでもない、まだまだやるぞ！」と。身体と心がどんどん乖離していったのでしょう。
　もしかしたら、昔の禅病を患った禅僧も、まだまだ自分は高みにいける、もっと頑張れる、と心では思うけれど、実は身体は限界を迎えていて、それが最後にプチっと切れた時にドンと不調が押し寄せたのかもしれない。本当は、その間に呼吸があって、身体と心を結んでくれたら良かったのでしょうが。誰も「呼吸法をしなさい」とか、「力が入っている」などとは言ってくれませんでした。とにかく、暗黒の高校時代でした。

横田　大学もまだ暗闇なんでしょう？　少しは良かったのですか？

椎名　頭痛がなくなることはなくて、高校で十だったものが三になったくらいです。ちょっと頑張り過ぎると七に。要するに、力み過ぎですね。力が入って頑張ると、すぐに身体に怒られる。リラックスしなさいよ、と。自然な状態はリラックスですよ、と。でもそれを正そうとせずに過ごしていました。間違いなく、体は自然物なのだと思います。

横田　体は自然そのものといいますからね。

椎名　はい。これではもたないよ、病気になりますよ、とわかりやすく教えてくれていた。

横田　サインに気づかないんですね。

横田　大学を卒業してからは、どうでしたか？

椎名　喋り手を目指していたので、芸能事務所に入りました。

横田　テレビにも出たりしておられたんですか。

椎名　少し出ていましたが、緊張して力が入ると具合が悪くなり、ガチガチでした。カメラの前だと緊張してしまうんですね。それでラジオに転向しました。けれどもラジオは暗いブースで、じっと動かずに喋っているので、より具合が悪くなってしまい。生放送だと失敗も許されないですし、どんどん余計な力が入って、ますます頭痛が激しくなり、関節が腫れるまでになりました。

横田　それで、階段が上がれなくなったというのが、その頃ですか？

椎名　はい、二十代です。二十六と二十九の時に膝とくるぶしがパンパンに腫れて歩けなくなりました。今も恵比寿西口には、当時私が上れなくて苦労した階段があるんですよ。

横田　数段？

椎名　はい、六段です。

横田　たかだか六段が上れない？

椎名　上れないんです。しかもほんとうに薄〜い、低〜い階段なんです。そこを、手すりにしがみつきながら、手の力だけで身体を持ち上げるようにして上りました。脚は痛くて、体重をかけることができませんでした。

横田　膝などだと、整形外科に行くでしょう？

椎名　スポーツ医学の超有名整形外科に行きました。膝が腫れているので、「水が溜まっているね〜、これは神経に触るから痛いよね〜、でも、ここは膝の大事なところでね、注射して当たったら歩けなくなるから、様子を見たほうがいい」と言われて。

横田　やっぱり様子見。

椎名　今となっては、そうした判断をして下さったすべてのお医者さんに救われたと思っていますが。

横田　こじらせるよりは、様子見が良かったと。でもその当時は？

椎名　「ヤブ医者め！」って。何の解決にもならず、泣きながら帰りました。お恥ずかしい限りです。

横田　三十一歳の転機に至るまでの七〜八年間はずっとそんな感じですか？　頭痛と関節痛と。

椎名　はい、生き地獄でしたね。鍼にも通いましたが、費用がものすごく高額でした。行っているときだけは気持ちいいのですが、全身がガチガチで巡りが悪いので、帰り道にはもう元に戻ってしまう。根本は何も解決しないまま、毎週通っていました。

横田　白隠さんも、どんな鍼灸の名医でも治すことはできないと書いていますね。その通りなんだね。

椎名　名医と言われる、いろいろな先生のところへ行ったんですけれど。

横田　でも、効かない。

椎名　自律神経なので、全身ありとあらゆるところに不調が出るんですね。あるときは歯が痛くなり、ご飯が食べられず、歯科へ行く。けれどもなんともない。虫歯もない。「ここではわからないんだ。私の病は特別なんだから」と勘違いして、またいろいろなところに行く。でも何もないので「そんなに痛いなら神経を抜きましょうか」と言われる。「それはしなくていいです」と言って諦める。

最後に、「あなたは食いしばっているだけだと思うから、矯正で使ったマウスピースをしてみたら？」と言われたんです。そうしてみたら、一日二日で、一年半もの間続いていた痛みが消えたんです。ただの食いしばりだったんですよ。力を抜くということが、私の人生には一ページもなかったんですね。抜き方がわからないし、力が入っていることにも自覚がないという状態でした。

横田　そのように頑張り続けるというのは、物心ついたときからだったのでしょうね。

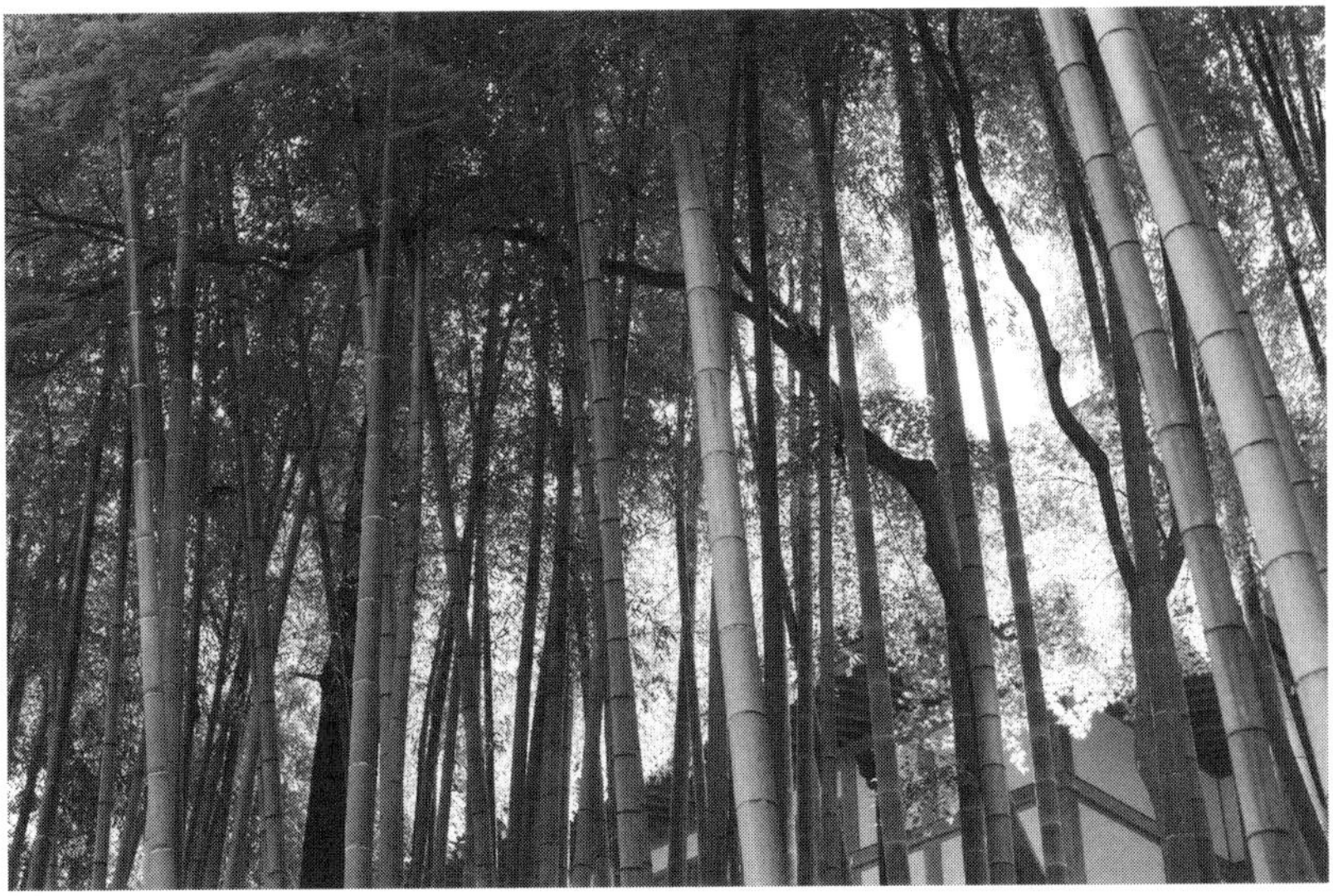

椎名　そうですね。子どもの頃、水銀の体温計しかなかった頃から、三十五度四分。力んで、自ら低体温の状態を作っていたということですね。姉のように褒められたいという一心が、こんなことに。だから十六歳で不調が突然起きたわけではないんですよね。

横田　ずっと続いていたんでしょうね。

椎名　はじめから、本来は自然物である、動物であるはずの身体の使い方を間違っていたということだと思います。

横田　今の時代でも大なり小なり、似た状態の人は多いんじゃないでしょうか。

椎名　今は、更に増えていると思います。十九歳以下の自殺者は、二〇二〇年で年間七七七人といいます。いじめ等もあると思いますけれど、体が苦しくて、という人もいるのではないかと思います。だから、こんなにも楽になる呼吸という方法があるということは、伝えたいです。

3 〝フランス式〟呼吸法との出会い

横田　その革新が起きたのが、三十一歳の時ですね。

椎名　「フランスの呼吸法」です（笑）。

横田　それは、会社の人が教えてくれたのですか。

椎名　私が具合が悪いと知っている方が、食事に誘ってくださって。そこでお会いした女性が、「自分も具合が悪かったけれど呼吸法をしたらよくなったから、やってみたら？」と。呼吸法と聞いたのは、それが人生で初めてでした。「呼吸が浅い」と言われたことさえなかったんです。健康になるための「呼吸」という言葉を、三十一歳で初めて聞きました。

横田　最初は信じなかったとおっしゃっていましたね。

椎名　すごく怪しいと思いました。「呼吸なんかで健康になるなら、私もずっと呼吸してますけど？」と。

横田　それは習いに行ったのですか？

椎名　彼女も人に教えたりしていたわけではなかったのですが、やり方を聞いたら、頭の上にお薬のようなな、バターのようなものを載せて、それで内臓を浸して、吐く息で温めていくのだと……。

横田　それはどこかで聞いたような話（白隠さんの薦められた「軟酥の法」にそっくり）ですが（笑）。ともあれ、呼吸法をやっていくうちにあった変化は、どれくらいで？

椎名　あっという間だったんです。

横田　いわゆるフランスの呼吸法で、お薬バターを頭に載せて、それがじわじわ溶けて、頭から内臓を浸していって、気持ちよくなって、悪いものが全部流れ落ちていくということをイメージするわけですね。それをやった。その効果が次の日に出た？

椎名　次の日だったかは定かではありませんが、ずっと便秘だったのが、その呼吸法をした日にはお通じがあると気づきはじめました。でも、私は「いいよ」と勧められても毎日やるような真面目な人間ではなかったので、やった日は、出が良かった、次の日はやらなかったから出ない、その翌日、やったら出る……。三日に一回だったのが、呼吸法をすると確実に出せるようになったわけです。それで、呼吸法を二日連続でやってみたら、二日連続で出せた。これは、と思って、三日、四日と続けていたら、二週間後くらいにかなり痩せていたらしいんですね。三十年間溜めていたものが出たら、それは痩せますよね。周りからは「すごく痩せたね」「どんなダイエットしているの？」と言われて、ようやく、呼吸だ、と疑念が確信に変わりました。

横田　それで、これだ、と思いはじめた。

椎名　ただ、そこで呼吸法だとは、あまり大きな声では言えずにいました。ちゃんと体系化し、世の中に出せるようにして、「こんなによくなったから、あなたもやろう」という風にしないと、人は信じないと思いました。私自身、怪しいと感じたのが出発点ですし、こんなにも良い教えが埋もれてしまったのは、怪しいと思われるようになってしまったことに原因があるのではないかと考え、どうやったら怪しさを払拭し、呼吸法というものを紹介できるかを考えました。

当初はフランスの呼吸法だと思っていたので、ブリージング（breathing）やブレス（breath）といった本を検索しました。でもいろいろな本を探しても、あまりしっくりこなくて。「吐く息が先、吐く息を長く」と聞いていて、自分でもそうだという体感があったのですが、そういう文献が当時はあまりなかったんです。調べていく中で「白隠」を知り、「白隠とは何ぞや？」となりまして。それが中国の元号なのか、地名なのか、はたまた人名なのかも、はじめはわかりませんでした。

横田　白隠さんに辿り着くまではどれくらいかかりましたか。一、二カ月？

椎名　その頃にはインターネットがあったので、案外すぐに出てきました。白隠の呼吸法も。それで、お薬バターはフランス由来のものと思っていたのに、あれ、フランスではない？？と。

横田　「軟酥《なんそ》の法」ですね。

椎名　それで図書館にある本も取り寄せて、いろいろと見ていたら。

横田　フランスではなく、白隠さんの呼吸法だということに辿り着いたと。

椎名　はい。何百年も日本に根づいているスーパー健康法があったのだと。私は高校二年からずっと苦しんできたのに、なぜ大人は誰も呼吸法と言わなかったのかと、大いなる疑問と宿題を得て、これは自分が伝えなければいけないと思ったんです。

横田　カリキュラムのようなものを作って？

椎名　そうですね。まずは、早々にモニターレッスンをやりました。白隠という人は民衆の教化に努めた、

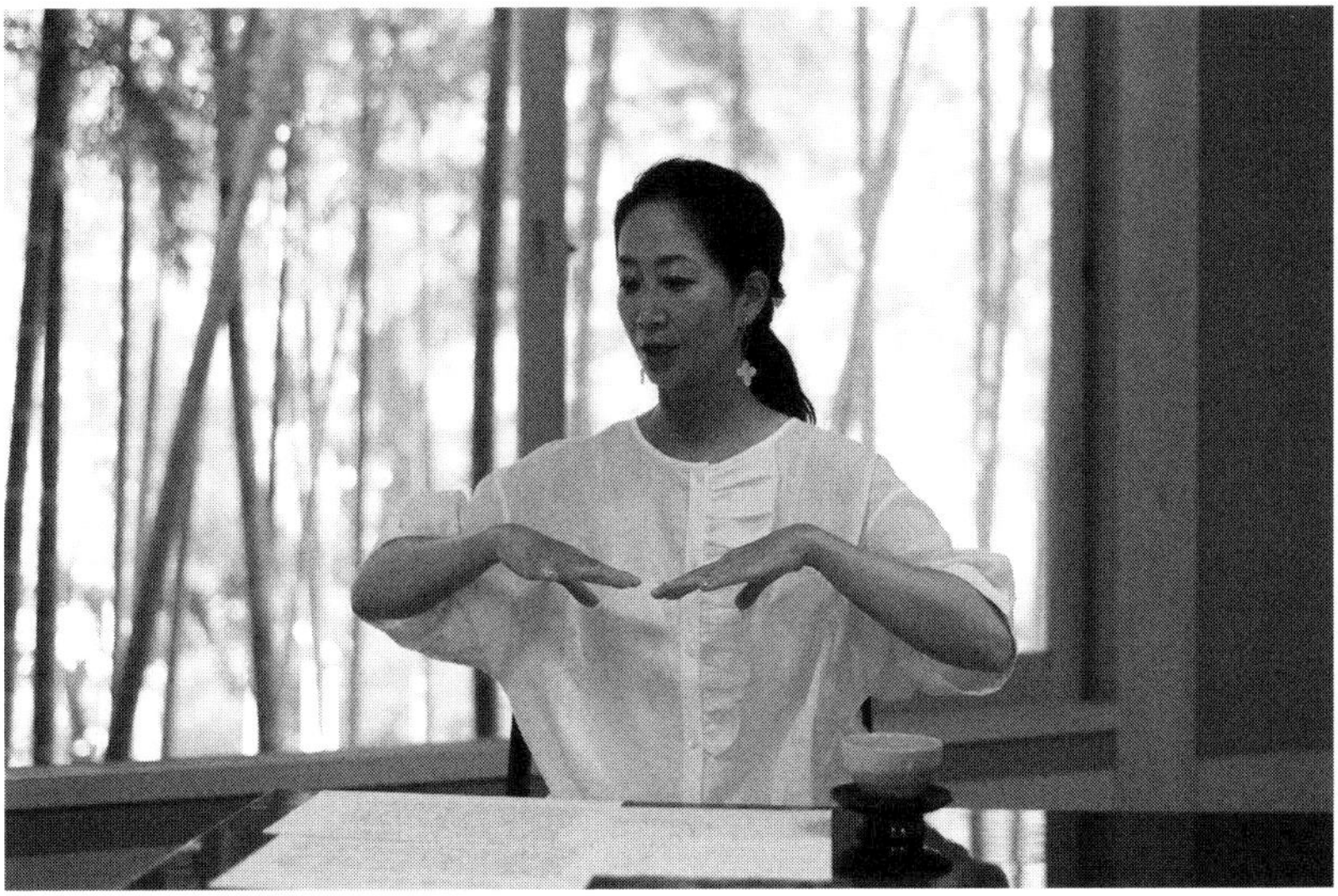

民衆に伝えるために禅を体系化したということを読んで、触発されたんです。それで、「私がここまで元気になったものをすべてお伝えしますから、フィードバックをください」と言って、十人に来てもらいました。ちゃんとやった人は二人くらいでしたが、その二人はとても元気になりました。そこで確信を得て、いざやろうと。

横田　メソッドとしても早い頃から？

椎名　すぐに取り掛かりました。禅という、古来日本にあった教えは脈々と受け継がれているのに、この呼吸法はどこへ行ってしまったのかと。しかも民衆に健康に過ごしてもらいたいという、非常にポジティブな思いによるものが、どうして消えてしまったのかと不思議に思いました。

横田　それで、ZEN呼吸法を三十一歳から。

椎名　健康の土台は呼吸である、ということを誰も知らないんですね。呼吸が深く、静かにできていないと、健康にはなれない。大きな病院にも、整体にも、マッサージにも行きましたが、誰もそれを言わなかった。知らないから健康になれなかったんだ、知ったならば、みんなが健康になれるじゃないかと思いました。本当に光を見たように思ったんです。しかもそのルーツはフランスでなくジャパンにあったのですから‼

4　継承のメソッド

横田　私が思うのは、椎名さんの素晴らしいところは、その教え方です。私なども坐禅してきて『夜船閑話』も読んでいるし、呼吸もわかっているつもりですが、あまり人に上手に伝えることができないところがあります。

たとえば仙骨《せんこつ》。「腰を立てろ」と、私なども言うんだけれど、若いものはピンとこないですね。まあ、私などの世界は、ピンとこないものは自分で苦労してつかめ、という世界ですから。

でも椎名さんは、ちゃんと仙骨の場所を教えてくれて、ここをこうすれば一番仙骨が立つと教え、肋骨《ろっこつ》の位置も正してくれます。非常に明快なんですね。私などのように、「腰骨を立てろ」と言い、あとは「自ら体得しろ」だけでは、今の若い人はわからないうちに腰だけ張って、お尻が出てしまう。こうなると腰

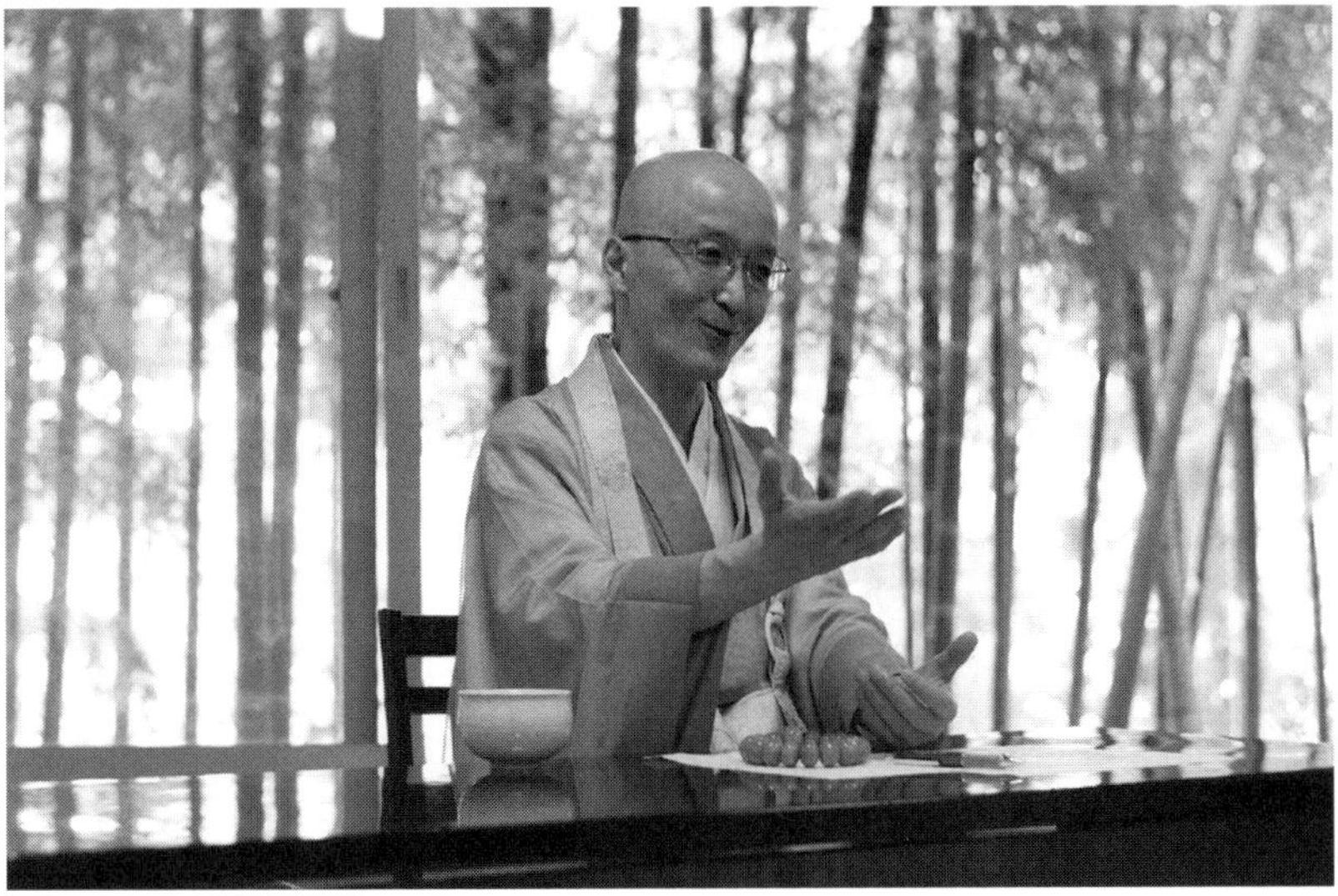

に負担がくるし、呼吸も深くならない。でも我々はそれを教えないのよ。苦労して体得するんだと言って。
椎名　苦労しても体得できない可能性もあるのではないでしょうか？
横田　仰るとおりです。私なども長いことかけてやりましたが、早く僧堂を出てしまう人もいるわけです。だから私なんかは、明確に言語にして、みんなにわかるように教えられるというのが素晴らしいと思ったんです。
椎名　ありがとうございます。ギリシャのアテネにいる空手の先生にも同じことを言われました。十二年前ですが、ギリシャで空手道場を開いてヨーロッパに空手を広めている第一人者から、メールが届きました。「あなたの道場へ行って教えを請いたいのだけれど、道場はどこですか」と。お返事には「道場は、ちょっとないんですけれど」と(笑)。まだ自分のスタジオもなかったので、「家に来てくださったら、色々とお話ししたい」と言ったら、初老の、いかにも空手家という趣の、鋭い眼光のおじさまがいらっしゃいました。二十七歳の時にアテネに渡って、以来ずっと滞在しているという、当時六十三歳の方でした。ちなみに、なんと三島のご出身で、幼い頃の遊び場が龍澤寺《りゅうたくじ》だったそうです。白隠さんのことはまったく知らなかったそうですが。

彼は、私の本を読んで、「仙骨を立てる」ということに衝撃を受けたと。空手も禅と一緒で、見て学びなさいと言う。型はこうで、真似しなさい、と。彼も「腰を立てる」というのをこうだと示すけれども、うまくできるのは百人に一人くらいしかいない。ところが、あなたの「仙骨を立てる」ということを聞いて、下腹に力が入るようになった。自分が伝えたかったことを言葉にしてくれて、俄然説明できるようになった。それで教えを請いたいと思って来ましたと、そう言って来られたんです。

彼は力んでいるから、自分には絶対に呼吸法が必要なのだとわかっていました。「仙骨を立てて上半身の力を抜いて」ということに出会って、それまで自分がいかに上半身に力が入っていたか気づいたのだと。

横田　我々の世界の病でもありますが、無理に腰を入れさせて胸を張らせたりする。そうすると一見良さそうに見えます。ピシっと揃って、形式美はある。けれども人間、苦痛は身につかないですよ。体が喜ばないですから。

藤田一照《ふじたいっしょう》さんが良いことを言われたのだけれど、人間というのは、やらな過ぎか、やり過ぎの二つに偏るというのです。これが人間の病ですよ。力を抜けと言うと、ダラッとしてしまう。気合いを入れろと言うと、今度はやり過ぎる。真ん中に立つというのがものすごく難しいのね。

椎名　「良い姿勢」というのが、非常に誤解されている気がします。良い姿勢というのは本来、自然な姿勢で、リラックスした姿勢なんです。

横田　白隠さんは、ご自分は姿勢ができていたと思いますが、残念ながらあまり姿勢のことを教えてくれていないのです。上虚下実《じょうきょかじつ》、気海丹田腰脚足心《きかいたんでんようきゃくそくしん》が大事だ、とは言っていますが、姿勢について具体的には教えてくれていないものですから、みんな手探りでやるのです。椎名さんはそれを明確に教えてくれるというのが、大きな特徴ですね。素晴らしいと思います。

椎名　僭越ながらも、健康になった生き証人として気付いたのは、姿勢がよければ、呼吸法はいらないということです。

横田　そういえばそうかもしれませんね。姿勢が調っていれば、自然のちゃんとした呼吸になるでしょう。

椎名　活躍しているスポーツ選手なんかは、皆同じ姿勢をしているんですよ。仙骨が立って、肋骨がまっすぐ。サッカーのクリスティアーノ・ロナウド選手も、野球の大谷翔平選手も、フィギュアスケートの羽生結弦さんもそうです。肋骨がまっすぐなら、必ず横隔膜が上下しますから、自ずと呼吸が深くなります。上半身が曲がっているから横隔膜が動けないだけで、大地に垂直に立てば、大きく上下に動けます。それを阻害する姿勢をしているということにまず気づかなければいけないと思います。

横田　姿勢が正しく、自然と行われる呼吸が理想なんでしょうね。あまり、丹田呼吸、丹田呼吸とばかり言い過ぎると、我々の言葉では造作《ぞうさ》というのですが、余計な力が入ってしまう。人は造作が好きなのです。そして下手をすると造作が自慢になってしまいます。

椎名　よくわかります。何秒で吐いて、吸って、というのも、私はしたくないんです。

横田　そう。あれはいらないの。そう言われると頑張ってしまうから、体は緊張してしまう。無理があって力みがあって絶対に良くない。けれどもそう教えられ続けてきました。

椎名　呼吸法の本にも、息を何秒で吐いて、吸って止めて、と書いてありますね。

横田　それは人によって違って当然ですし、同じ人でも体調によって違うはずです。それを同じ秒数というのはどう考えても変ですね。

椎名　そしてそれができないと、自分には合わないのだと思ってしまう。

横田　劣等感を抱いてしまうね。

椎名　リラックスの呼吸をさせてもらえる状態に、常に自分を置いているかどうかですね。呼吸は自分でしているものではないのですから。みんな、自分で呼吸をしていると勘違いをしていますが、ほとんどの時間は勝手にしてもらっているものです。リラックスした姿勢でいれば自然な呼吸ができますが、余計な力、造作の入った力みのある姿勢だと難しいですね。

横田　そうなのよ。私も、ようやく気づきました。いつ頃だったかな、まだ十年も経っていませんが、ある日、僧堂の坐禅が休みだったのですが、坐禅だけは習慣にしていましたから、一人で坐禅をしていたのですよ。それで「今日は僧堂も休みだから、自分がやっていた色々な造作を全部やめてみよう」と、ただ坐ってみたら、いい呼吸になったわけ。感動しちゃってね。

椎名　ええ〜⁉

横田　今のお話の通りで、自分がやる呼吸ではないのだ、と。ちゃんとまっすぐに坐ったら、何の力も入れずにできる。けれども、お腹膨らませなきゃとか、丹田に力をいれなければとか、いろいろ刷り込まれていたものですから。みんな造作だ、ああ、いらないんだと思って。

椎名　それがたった十年ほど前ですか？

横田　そんなものですねえ。私なんか、やり過ぎの方でしょうね。姿勢が悪いというと、やらな過ぎも多いが、やり過ぎも多い。これを手放した瞬間に、何ともいえない呼吸が自ずと立ち上がってきて、感動しました。しかし我々は、自ら苦労して体験して得なさい、というふうにしか言わないものですから、愚かな話ですよ。

椎名　そういう経験も必要かもしれません。

横田　うちの亡くなった先代の老師は、電車に乗っても「大船駅まで呼吸は三回だ」とかね。

椎名　ちょっとそれは……どうなんでしょう。

横田　どうなんでしょう、なんですけれども、そう言われれば私たちは稽古するわけです。それで、頑張って一呼吸で行くようになった。

椎名　ええ～!?

横田　訓練すればそうですよ。北鎌倉駅から三分。つり革持つな、椅子に坐るな、両足に力を入れて。

椎名　周りの人たちはびっくりしていますよ。

横田　そんな風にやっていた。ある時にそれを手放してみたら、要らなかったということに気づいたのです。

椎名　そういったご経験をされたからですね。健康と一緒です。健康じゃないことを経験したから。

横田　回り道だわね。

椎名　人生、これだから面白いですね。

横田　そういうものかもしれませんね。そんなことを教わって、ずっとやっていて。まあ、要らなかったな、ということです。

5　イメージの効用

横田　白隠さんも修行時代の二十三、四歳の時、あまりにも厳しい修行で、食べるものも乏しいし、寒さも厳しいしで体を酷使してしまい、神経が衰弱したのでしょうね。それで、この『夜船閑話』に書いている呼吸法に至った。

『夜船閑話』にある呼吸法は、呼吸法といっても、その特色は、なんといっても、イメージを使っているということでしょうね。単に吸って吐くという身体的動作ではなく、「内観」という意識を使うのです。意志の力で、気《き》海《かい》丹《たん》田《でん》腰《よう》脚《きゃく》足《そく》心《しん》、下を充実させる。そして「軟酥《なんそ》の法」になると、それはもう完全にイメージですね。しかし、イメージが自分の体を治していくと言うと、多くの人は簡単に信じないでしょうね。

椎名　そうなんですよねえ。

横田　けれども、イメージの力は大きいですね。思いの力というかな。

椎名　大脳は、明確にイメージできたことと、実際に起こったこととの区別があまりつかないそうなのです。レッスンでもいつも試すのですが、「酸っぱいレモンを食べてみて」と言うと、本当に唾液が出てくる。明確にイメージできた時には、それが実際に起こったことだと錯覚するという大脳の癖があります。

横田　そうですね。今ですとスポーツ選手も、よくできた時の様子をどこまで克明にイメージできるかが勝負だと言います。筋肉の動きやバランスをどれだけイメージできるかはすごく大きい。しかもおそらく綿密に細かくイメージできるのでしょう。

椎名　明確に。

横田　実際に成し遂げる人はね。

横田　椎名さんは、「軟酥の法」をフランス式呼吸法として教わった。お薬バターが頭上に載って、体を浸していくと。

椎名　そうです。

横田　体の内部に？

椎名　はい。トロトロと。

横田　ZEN呼吸法メソッドでは、一つ一つの臓器をはっきりさせる。これは近代医学のおかげで、白隠さんの頃はどれだけ知られていたかわかりませんが、ある程度はわかっていたのかな。具体的に臓器一つ一つを意識して、軟酥というお薬バターで潤し浸していく、コーティングしていく。すーっと包んでいくイメージですね。これは現代に合った教え方だと思っています。特に内臓のことというのは、普段はあまり考えないですね。

椎名　そうですね。せいぜい、食べ過ぎたら胃が出たな、くらいで、ご自身の十数個の内臓さんをすべて言える人はほとんどいません。

横田　よほど不調の時以外は意識もしませんね。不調になって初めて意識するのでは、まことに申し訳ないことです。不調とは、もう悲鳴を上げているということですから、本当はその前に気づきなさいと言いたいですね。

椎名　そうですね。不調の時に気づけば、まだ良い方ですけれども、それで気づかないとクーデター、大病になりますね。急に病気になるのではないですからね。

横田　そうでしょうね。それを、椎名さんは社長と幹部社員と呼んでいますね。社長が私自身、幹部社員が各臓器。幹部社員に声をかけて意思疎通して、ねぎらいの言葉をかけて、幹部社員が無理をしていないか、社長はちゃんと見てあげなければいけない。

椎名　毎朝、「本日も宜しくお願いします」と社長が頭を下げて、お茶を持っていく、といった風な感覚です。

横田　椎名さんが毎朝実践しているのは、「軟酥の法」のイメージの呼吸ですか。

椎名　はい。

横田　慣れているので、それをほんの数分でできると。

椎名　正直なところ、たった一～二分です。

横田　一～二分で十七の内臓を。慣れていくと、できるのでしょうが。

椎名　声がけというよりは、サイズや形をわかっているので、ざあっとなぞってコーティングしていくという感じです。滞りがないとすうっといきますが、調子が悪いところはもう一回やっておこうかなという具合で。

横田　それを感じますか。

椎名　感じます、感じます。

横田　それはすごく大事ですね。そのときにきちんと声をかけて、気持ちをゆっくりと込めるのですか。

椎名　多分何かしたんだろうね〜と、反省を込めて。どこが調子が悪いというのは、自分にはわかるわけです。自分にしかわからないサインですから、自分が受け止めなければ放置されてしまう。必ずわかるサインを送ってくれていると思います。私は、送られているのに無視し続けていた反省がありますから。

横田　それを毎朝必ずやるというのは、大きいでしょうね。

椎名　時間があるときは、背中も通して引き上げて、内臓だけでなく全身の筋肉、骨、足の裏までやります。たまに調子が悪くて、もう少し長めにやろうかというときは、だあっと下ろしたお薬バターや、大地に染み込んでいるものを、お臍の辺りまで引き上げて。大きなツボに入っているようなつもりで、吸う息で踵《かかと》から引き上げて、吐く息で流してあげる。吸う息で大地からエキスを引き上げて、薬草風呂に入るというイメージです。本当にアレンジしまくりです。臍から下が薬湯に浸っていると良い、というようなことが書いてあったりもするので、自分で勝手に変化をつけています。「軟酥の法」も、お腹が空いたときや冬にはよく、お出汁にショウガを入れて葛粉を溶いて温かくしたようなものをイメージして、美味しい美味しいと思いながらやることもあります。

横田　それが内臓一つ一つを浸していくと。

椎名　はい。香りも、お出汁とショウガのポカポカを明確にイメージしたり、冬山なら、軟酥をマグマにしてしまって、あち〜！というイメージで行うと、本当に温まりますよ。イメージはすごく大切です。

横田　それとこれも椎名さんのレッスンでいつも感心することですが、イメージする際に、手を当てる。するとまずそこに気持ちが行く。手を当てることで意識が行く。これも大きなことじゃないかといつも思っています。

椎名　皆さん、自分を触っていないですよね。イメージするにも、それが自分の外に見えてしまう、という人もいます。それくらい、自分の体に意識が向けられないってことなんですよね。ですから、沢山触って、と言います。

横田　仙骨もね、そうですね。こうして触ってみると、これか、とわかる。

椎名　家であればパンツの中に手を入れて、直に触ると全然違います。布の上からよりも、どの辺かがよくわかります。

横田　漠然としたイメージでは難しいのですね。「軟酥の法」も、それぞれの臓器を言葉にし、イメージしていくから、ちゃんとできていく。そのように、「内観の法」ももう少し自分に合う、易しい言葉にして、ここが本当の自分だ、というような言葉にしていけばいいんじゃないかと思います。

椎名　なるほど。

横田　原文が難しいのですね。「わがこの気海丹田腰脚足心《きかいたんでんようきゃくそくしん》、まさに是《こ》れわが本来《ほんらい》の面目《めんもく》」。難しい言葉だと覚えるだけで力んでしまう。でも腰脚足心ですから、腰、脚、足の裏。こういうふうに、言葉にすることによって、イメージができるようになって、イメージしたところに気が流れていくというかな。これもよくできている。

椎名　そうですね。現代に馴染みやすい言葉によってアレンジすることも肝要かと思います。

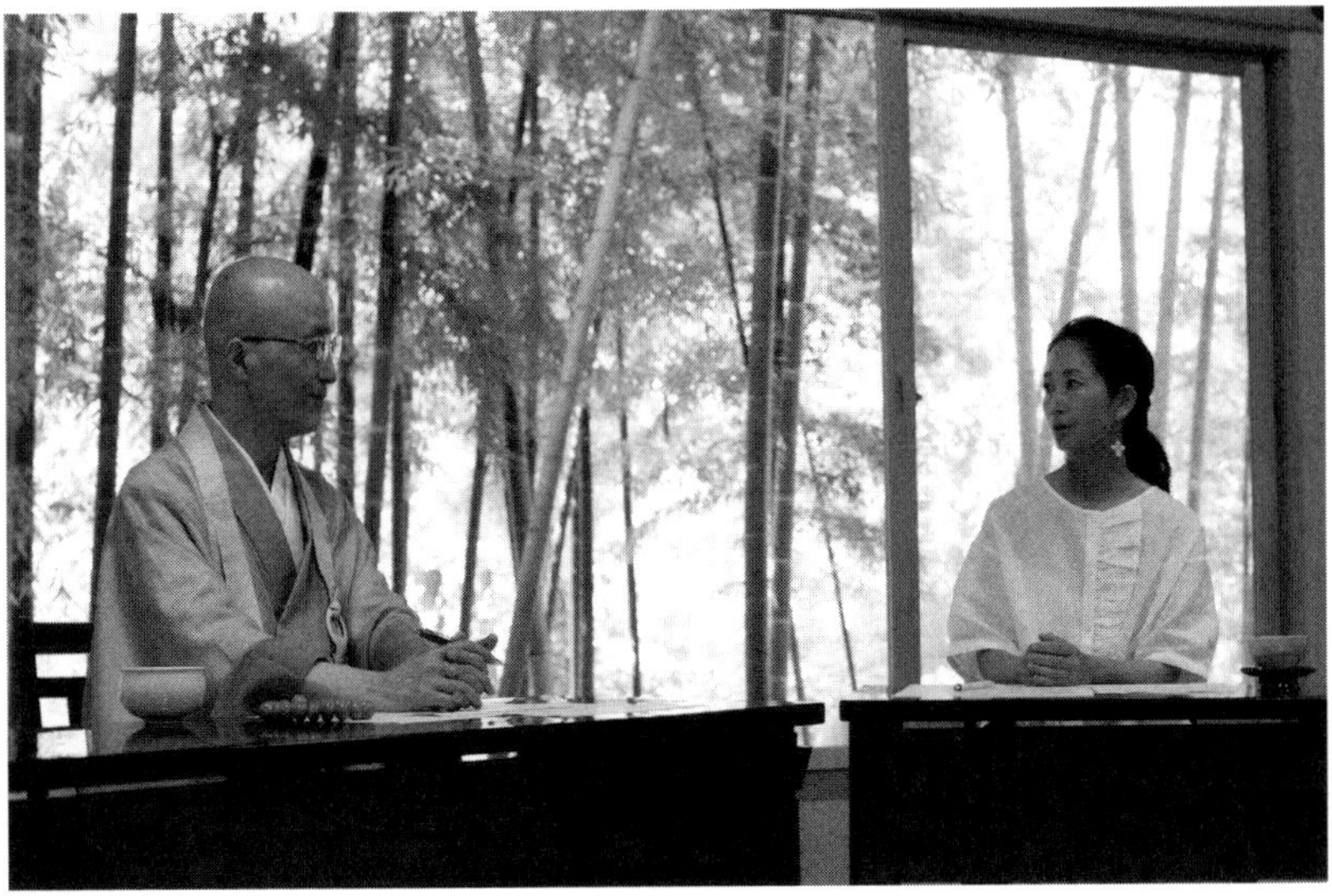

椎名　でも、白隠さんも書いていましたよね。この方法をなかなか本当の話と思えない人もいるだろうけれど、と。いつの時代も「そんな事が本当にあるの？」と疑う人はいるということなのだと思います。

横田　それは、無理矢理させるわけにはいきませんから。

椎名　そうなんです。呼吸法は、自分でやろうという人しか。

横田　自分でやろうという気がないと、どうしようもありませんからね。無理矢理やらせても逆効果でしょうし。そこは、姿勢を調えて待っていることでしょうね。

椎名　ただ、ほんとうに苦しいときに、こういう方法があるのだということは伝えたいです。

横田　知らないままで、自らが自らを苦しめている、というのが多いですからね。

椎名　本当にそうですね。苦しめない方法があるのに、知らない、知っても信じずに、やらないんです。

横田　そうなのねえ。
椎名　どうするかというと、パワーストーンを買ったりする。自分でやるのを嫌がる人が多いです。人にやってもらうところにはお金をかけるんですけれど。
横田　それは解決にはならないんですね。整体や鍼灸と一緒で、そのときは気持ちいいのだろうけれど、また戻ってしまうから。
椎名　外のものに、どうしてこれほど頼るようになってしまったのでしょう。
横田　まあねえ。臨済禅師が言われましたが、病は自信のないところから起きる。自信がないとは、自らを信じないという意味です。千百年も前に臨済禅師が言われていることですが、自分の中に全部備わっているのでしょうけれども、外に宝があると思って捜すんでしょうね。
椎名　千百年前から。
横田　病は自らを信じられないところにある、と言います。素晴らしいものが備わって働いているんだけれどもね。
椎名　自らに素晴らしい機能が備わっているということを、私は白隠さんに教えてもらったと思います。つくづく「衆生本来仏也《しゅじょうほんらいほとけなり》」です。そして健康は、自分でやらないと一生手に入らない。それだけははっきり言えると思います。
横田　自分でやれば必ず、実証できる。
椎名　しかも、たった姿勢と呼吸だけですからね。
横田　これは必ずできます。

6 自然《じねん》の調和

横田　椎名さんが強調してくれる、自然《じねん》についてはいかがでしょうか。

椎名　自然《じねん》という言葉を知ったのは、恥ずかしながら七、八年前、つい最近です。鈴木大拙《すずきだいせつ》先生が、「日本には、しぜんという言葉はなかった。代わりにあったのは、じねんという言葉だ」と。それまで「じねん」なんて聞いたことがありませんでした。

自然《じねん》というのは、自ずから然る。山々に生えている巨大なクスノキやケヤキも、人間が植えたのではない木は、自ら生えて太陽と水と空気で大きくなる。それが自然《じねん》である、と。人間も自然《じねん》の一部である、と。「じねん」が「しぜん」に取って代わられたのは、西洋からNatureという言葉が明治期に入ってきてから。そしてその言葉は、人間界と自然界を隔てる。

横田　そう、分けてしまっているんですよ。

椎名　人と自然とを分けること。それを聞いた時に、雷に打たれたような衝撃を感じました。たしかに人間界と自然界を、分けてるわ！と。

横田　でも本当は、自然《じねん》そのものですよ。

椎名　自然《じねん》のエネルギーは本当に強く、少し放置すると一週間で草は大きく生えて、草刈りが必要になる。それを、人間がコントロールする、征服するという発想の対象としてNatureがある。日本には、そういう考えが一切なかった。自然《じねん》の懐に抱かれる、自然とともに生きる、要するに同じ土俵の上にいて、線を引くなんて考えもしなかった。自然の懐に抱かれるとは、なんて美しい言葉だろうと思いました。私たちは天地のエネルギーをいただいて、生かしてもらっています。空気がなければすぐに死んでしまう。誰がそれを作っているかと言ったら、人間以外の自然が作ってくれている。

そこのところを勉強せず、人間界の人工物の中にいると、機械やガチガチのロボット人間みたいになってしまうのではないかと気づいて、長野県上田市で、自然栽培の稲作をする「ジネン塾」を始めました。田んぼの中は、生物、生命体だらけ。当たり前ですが、みんなリラックスしている。力んだカエルなど、いないんです。蛇も虫たちも、なんて滑らかに動くのだろうと思います。その中にいるとすごく楽なんです。自然《じねん》の懐に抱かれるという感覚を味わわせてもらっています。

横田　大拙先生がね、西洋人は山を登ると山を征服するというけれど、その考えは日本人にはなかったと。

椎名　山岳信仰ですからね。

横田　山に抱かれる、山を拝むのですね。征服するというのは、あまりいい言葉ではありませんね。

椎名　その辺りから、人間がくずれてきたのではないかと。

横田　自然《じねん》の一部だと思えば、自我意識が薄らぎますね。自我意識が強過ぎるから、自分も他人も苦しめるんでしょう。自然の一部だと思っていれば、いたわりの気持ちとか、助け合いの精神が自ずから出てきますね。

椎名　あなたも私も、このトロトロの土ですよ、という。自然《じねん》であればアローギャでしょうし、健康です。
横田　健康な状態で、生きていけるのでしょうね。
椎名　だから、本当に自分の自然は自分で取り戻すこと。自然界で人間以外、リラックスしていないものなんて、いないじゃないですか。自然界にはリラックスしかない、ということを人間がもっと学習しないと。禅の世界で言うところの天地と一枚、とでも言いましょうか、山や川、岩や水、虫たちとも一つになる、寒さや暑さとも一体化する、自然界との境界線がなくなる、そういう心境に至りたいものです。

7 老いの美

椎名　老いを良くないことだと思っているのも、非常に不自然だと思います。皆さん、若くなろう、若くなろうとしていて。
横田　無理な若返りといいましょうか。抗う、というのがありますね。
椎名　日本の女性は、多くの方が髪を染めています。顔は皺くちゃなのに髪だけ真っ黒だったり、真っ茶色だったりするのは、ものすごくちぐはぐです。髪が黒いと自分が若く見えますが、現実とは異なります。

真っ白だと、努力しなきゃいけないとか、もっと運動しなきゃいけないとか、百歳まで元気に生きるために何かしようと思うでしょうけれど、誰もが自分を若いと思い込んでいる。

年をとっていく自分を辛いと思うのは、健康でないからなのではないかと考えます。でも、それは病気ではなくて、自分が自分の体を調えてこなかった結果の老化現象です。それなのに「私は悪くなくて、病気になった」と思っている人は非常に多い。だから「もうちょっと努力しないと、元気で健康で、百歳までピンコロでいけるわけがないよ」と、呼吸法のレッスンに来る生徒さんにはいつも伝えています。呼吸を調えると、六十代、七十代で黒髪が生えてくる人も複数いらっしゃいますし、毛量が増えたという人もいます。

そもそも老いそのものは厭うものではない。むしろ白髪になるまで生きられるのは、ものすごくラッキーなことです。若い人も実は白髪をかっこいいと思っていますし、白髪を本当に美しいと思えるおじいちゃま、おばあ

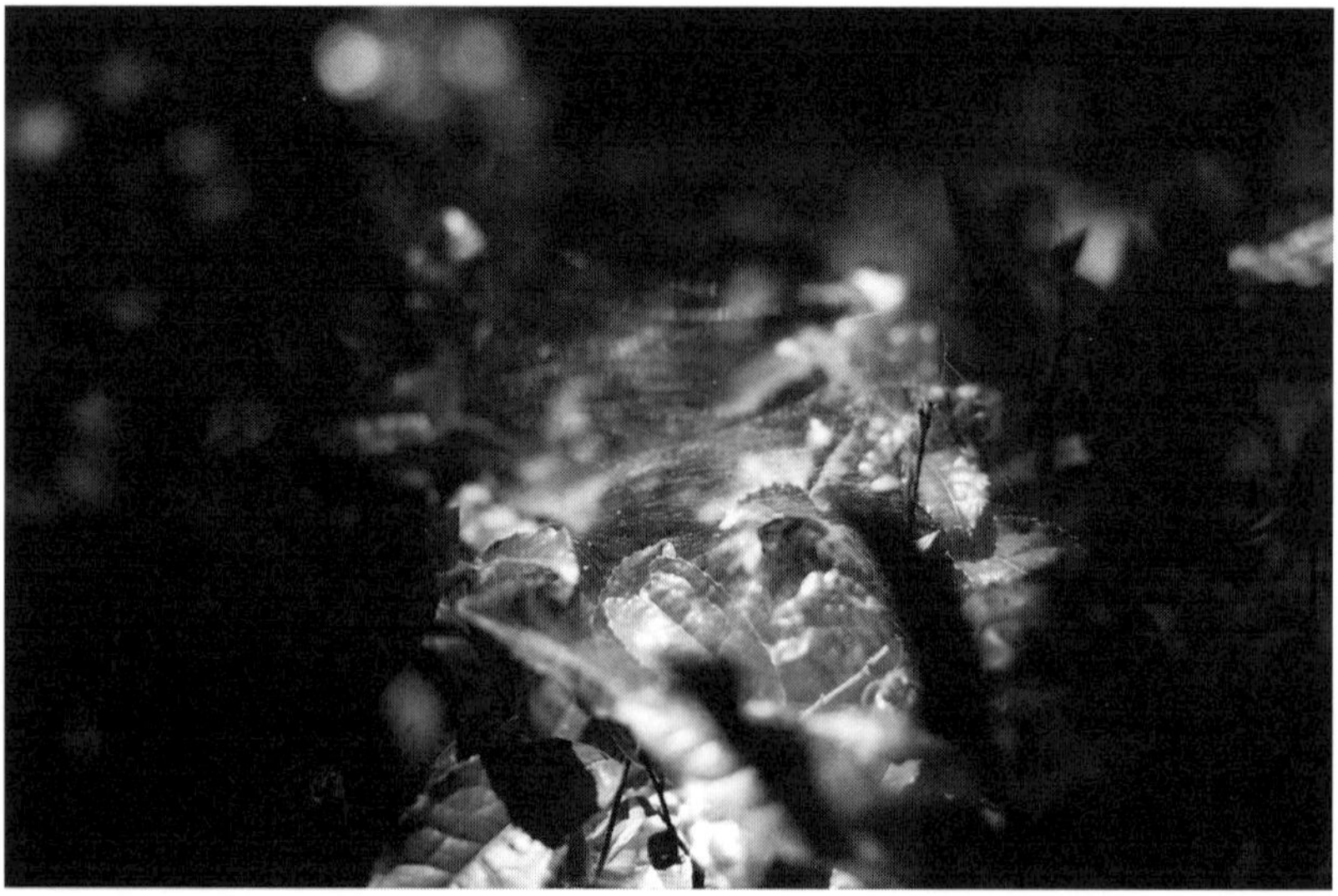

ちゃまが増えたら、もう少し優しい国になるかなと。

横田　白隠禅師もあの時代に、七十歳を過ぎても冬も足袋を履かず、体がポカポカしているとか、肌自慢をしています。年をとってもツヤツヤして、柔らかい感じだったんでしょうね。

椎名　歯自慢とか。

横田　歯もね。

椎名　肌艶が良かったと思うんです。私は「ジネン塾」滞在時には必ず温泉に行くんですが、先日、とてもありがたい出会いがありました。お隣の洗い場に二人いらして、お若い方の方が「○○さん、お元気よね。本当にどこも痛くないの？」と。すると聞かれた方は、「どこも痛くなんかないよ」と。「腰が痛かったり、肩が凝ったりしないの？」「腰なんか全然痛くない、肩なんかなんにも凝らない。すこぶる元気！」。すこぶる元気という人に、めったに会えないですよね。お歳を聞くと、八十九歳のようでした。

横田　なにか特別でしたか。

椎名　体幹がまっすぐでした。彼女は、どっしりと柱のように座っていらっしゃって、姿勢が良い。やっぱり、姿勢だよな〜と。姿勢を調えるということは、何にも代えられない偉大なる宝なのだと。森信三《もりしんぞう》先生が、腰骨を立てるのは親が子に与える最も大きなプレゼントだと仰いましたが、心の底から賛同します。彼女が「すこぶる元気！」と仰ったときも、お腹から大きな響く声が出るんですよ。

横田　そういう人は労働したり、働いたり。坐禅や姿勢を習ったのではなくして、仕事の中でそういう体を作り上げていったんでしょうかしらね。

椎名　同じく姿勢の素晴らしい方にお聞きしたときには、「特に何もしていないけれど、うちは母が姿勢が良かったからかもしれない」と。それでもちろん手すりなんか使わないですし、一人で着替えて、一人で出ていかれて。耳もよく聞こえておられる九十七歳！

横田　そういう年のとり方をしたいものですね。そういう年のとり方はむしろ美しいですね。「老いたるは、なおうるわし」と、松原泰道《まつばらたいどう》先生が言っていました。「若きはうるわし、老いたるはなおうるわし」ってね、ホイットマンの詩だったかな。若きのうるわしは「麗」と書くんですよ。老いたるの方は「美」を書くんです。わかる気がします。内面の美なのかな。

椎名　そうですね。だから毛染めで内面の美を消してしまうのはもったいない。

横田　ああ、やはり麗の方を求めるのかな。

椎名　人生の先輩方には、本当のあなたの自然《じねん》を見せてください、と言いたいです。

8　健康は止まらない

横田　私などはこの頃、椎名先生ほどではないけれども、年とともにだんだん元気になっているような気がしているのです。

椎名　明らかにお元気になられているようにお見受けします。

横田　どういうわけかね。ひところは老眼鏡がないと字が読めなかったのに、この頃は気づくと使っていなかったりね。頭だけは朽ちていきますけど。

椎名　いえいえ（笑）、とんでもありません。

横田　あまり老いということを感じないようになってきたな、と思いますが、老いはこれから、社会全体の大きな問題ですね。

椎名　そうですね。不自然な体の使い方をしていると、あちこちが痛くなる。痛いと動かなくなりますので、寝たきり一直線です。それでも、こんなもんだろうと、自分はそんなに健康にはなれないと、どこかで決めてかかっているような方は、非常に多いと感じます。

横田　これからは「人生百年時代」だと聞きますが、それが苦痛の百年になるか、幸せの百年になるか。苦痛の百年だとしたら、これほど悲惨な、不幸なことはないですよ。

椎名　間違いなく。本人も苦痛ですが、周りもです。

横田　そうすると、医療費も大変かかるし、それを若い人が負担しなくてはいけないし、悪循環ですね。それをどうしたらいいか。

数年前に、若いお医者さんたちが集まって話し合いました。そこで「養生」が大事だと言って、彼らが考えたのは、姿勢と呼吸と感情のコントロールと、食事と睡眠。仏教の『天台小止観《てんだいしょうしかん》』でも、食事と睡眠と、坐禅は調身、調息、調心の三つを言っているわけで、千年も昔から説かれている教えです。

健康な百歳を目指すには、食事も大事。睡眠も大事、それに姿勢と呼吸を調えて、適度な運動をしていれば、心も調ってまあまず大丈夫なんですが、それでも寝られないという人が多いらしいですね。

椎名　胸式呼吸をしていると、体はアクティブなままなので、力んでしまって眠れないですね。腹式呼吸をすれば、ちゃんと眠れるようになります。

横田　あとは、本書のテーマである姿勢と呼吸ですね。姿勢と呼吸が調えば、心は調うんですね。特別、心が調う何かをするよりも、ちゃんと姿勢と呼吸が調えば、自ずと心は調うと思います。

椎名　息は自分の心ですから。ゆったりとした息と、心と。

横田　イライラもなくなりますね。腹をたてることもなくなります。

椎名　そう思います。自分でも、少しは温厚になったなと。

横田　白隠禅師はあの時代に八十四でしたか。生涯現役というか、最期まで話をしたりして活躍した。亡くなる三日前も普通に会話をして、そうして亡くなったわけですから。あの当時の八十四というと、今で言う百歳の老人くらいでしょうか、もっと上になるでしょうか。当時の平均寿命は五十にいかないくらいかな。そんな時代ですから。そんなところを目指したいですね。

椎名　まさに健康長寿ですね。

横田　それを白隠禅師は実証されたわけですからね。

椎名　ピンピンコロリなんて今言いますが、全部白隠さんがとっくにやっていたことですね。

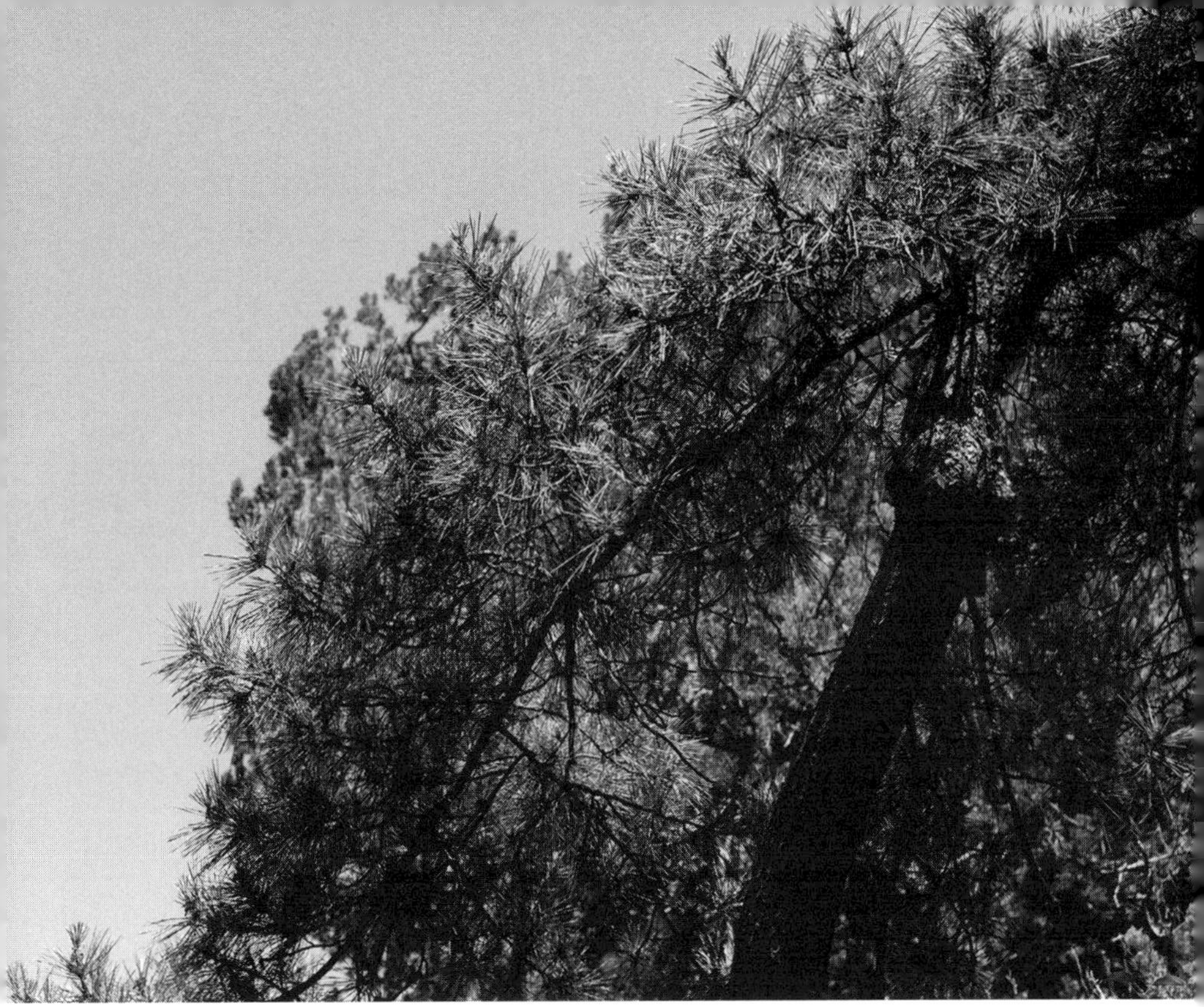

第二章

実践・ZEN呼吸法

0 自然で楽な、姿勢のワーク

深く穏やかな仏さまのような呼吸、はたまたどっしりとした大木のような呼吸、そんな呼吸をするために最も大切なもの、それは姿勢です。

白隠さんご自身は、『夜船閑話』で説かれている「軟酥の法」と「内観の法」の姿勢について、それほど詳しく言及していません。古来より禅には「三調」――調身・調息・調心――の教えが伝わるように、「調息」すなわち呼吸の前には、「調身」（姿勢を調える）があり、修行や暮らしのなかで自然と身に付くものだったためでしょうか。しかし現代においては、「良い姿勢」は生活のなかで当たり前に身に付くものではなくなってしまいました。むしろ、白隠さんの頃と比べてはるかに〝便利〟な暮らしを送っている私たちは、呼吸、そして「健康」の基盤であるところの「良い姿勢」に大きなハンデを抱えているとも言えるのです。

まずは、丁寧に「調身」――姿勢を調えることから始めていきましょう。

姿勢づくりは大変シンプルです。ポイントは3つのみ。

1 仙骨を立てる

2 肋骨を立てる

3　中心軸を長く保つ

以上です。

目指すは〝だるま落とし〟のような真っ直ぐな柱！

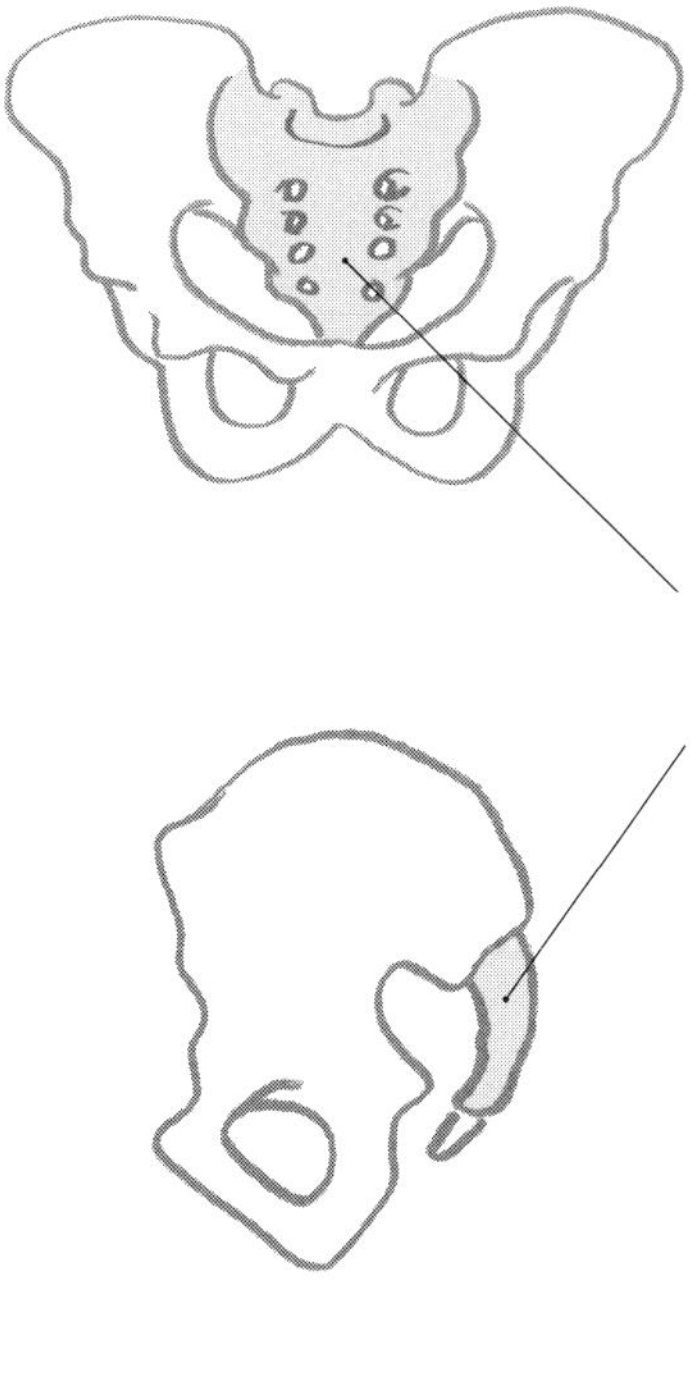

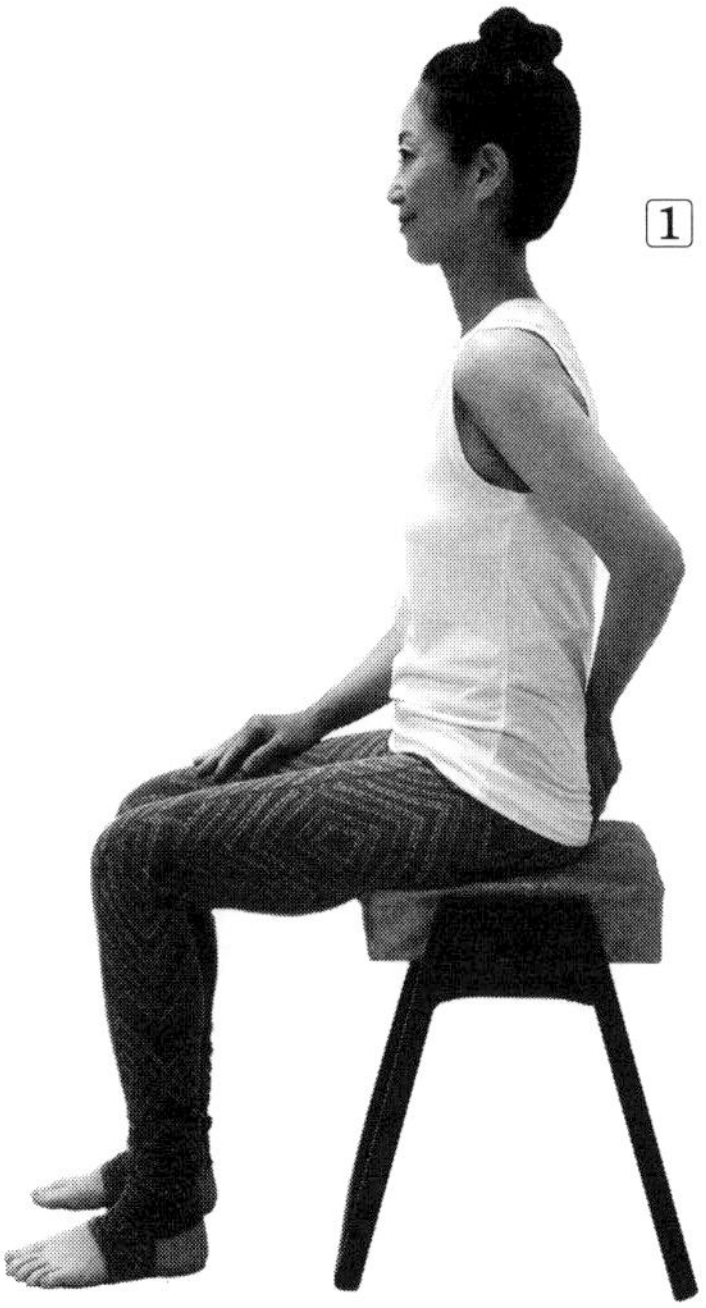

座りの姿勢

1 椅子に座り、お尻のお肉を斜め後ろにかき出し、坐骨を取り出します。そして左右に少し揺れながら、坐骨の2つの接地面を感じましょう。左右に均等に体重のかかるポイント、つまりセンターを探します。それから、**仙骨に手を当てます**。中指の指先が仙骨の下部に当たるように、掌をぺたりと仙骨に沿わせます。

2

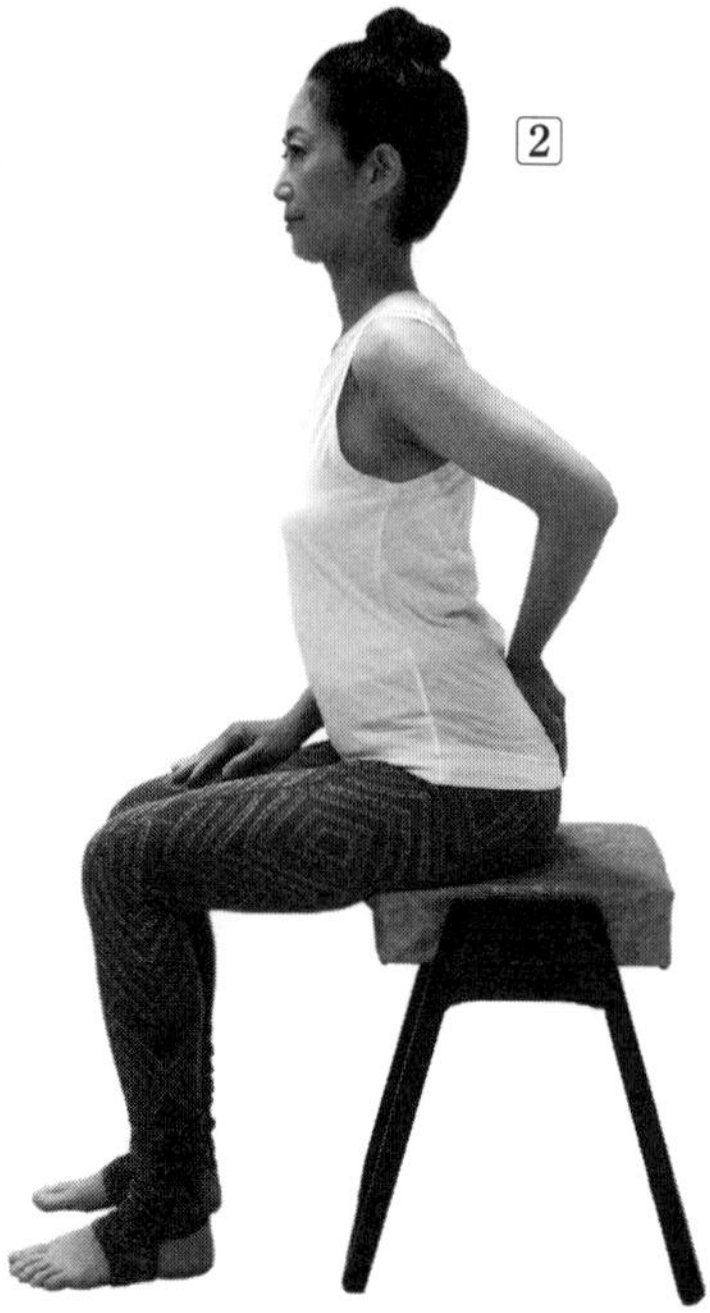

2 仙骨に当てた手はそのままに、**お尻をぐっと後ろに突き出します**。この時、上半身は前方に移動し、坐骨は浮いてきます。

3 ここから前傾している**仙骨を立てていきます**。仙骨の下部（中指の指先に当たっている辺り）を、鼻から少しずつ息を吐きながら、前にゆっくりと押して、仙骨を真っ直ぐに立てます。

椅子について

椅子の座面は平らで、硬いものが好ましいです。場合によってはタオルなどで調節しましょう（詳しくは107頁に）。また椅子の高さは、膝裏が90度くらいの角度になり、足の裏がぺたりと床に着くように調節しましょう。また体重は、立っている時は足裏全体に真っ直ぐにかかりますが、座っている時は、坐骨の真上に柱のように上半身が乗っているという意識が大切です。

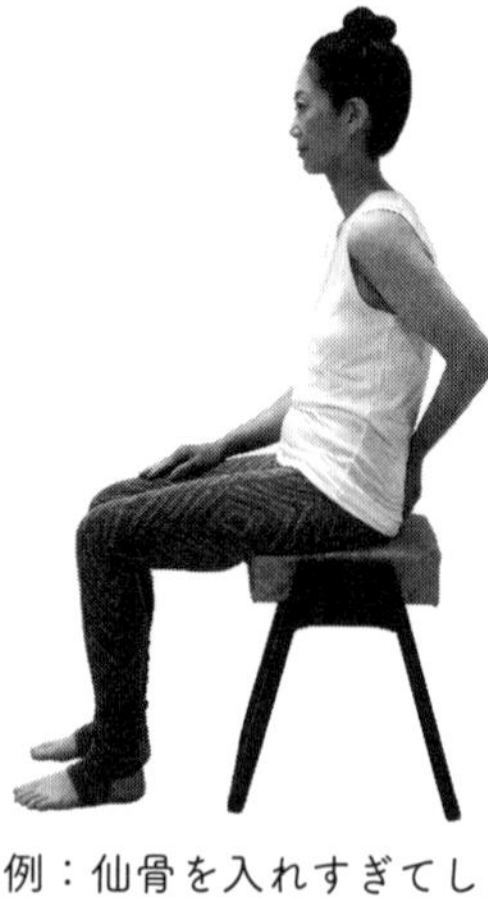

NG例：仙骨を入れすぎてしまうと、最初のよくない姿勢のように、骨盤が後傾して猫背になります。

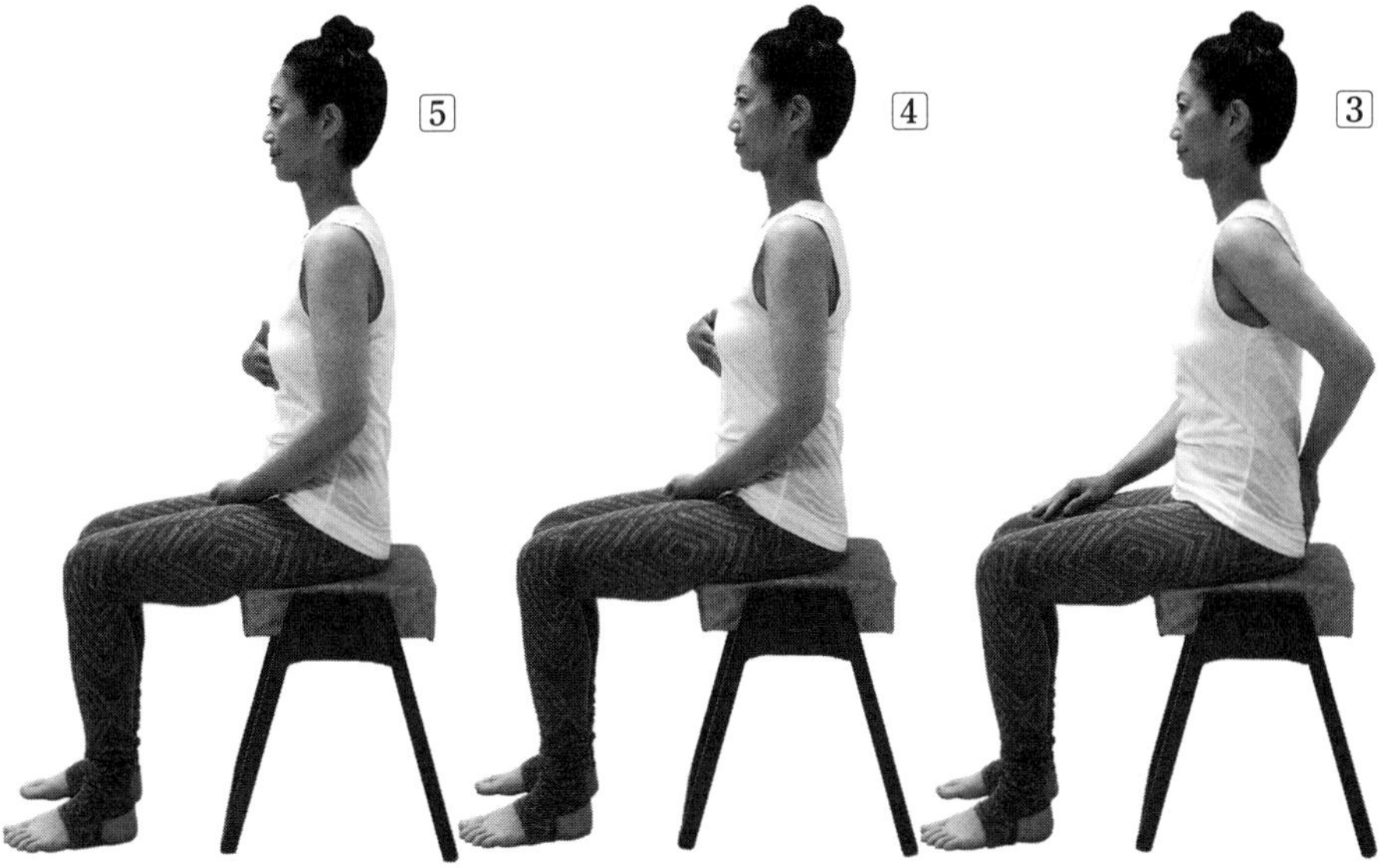

上半身は、後方に戻り、坐骨の上に柱のようにドンと乗ってくるのを感じましょう。臍下の下腹がソフトに締まる感覚があるはずです。これがいわゆる「肚《はら》が坐る」「肚が決まる」ということなのです。

4次に、みぞおちに触れて肋骨を立てていきます。みぞおち、または肋骨下部に指を当て、一度軽く胸を張ります（仙骨を立てると胸は張りにくくなります）。

5そこから、息を吐きながらみぞおちをふーっと降ろし下げ、**肋骨を真っ直ぐ**（地面に対して垂直）**に立てます**。肩回りの強張りがゆるめられるのも感じましょう。肩がこっている人は、胸の張り過ぎが原因である場合がほとんどです（詳しくは１１１頁）。

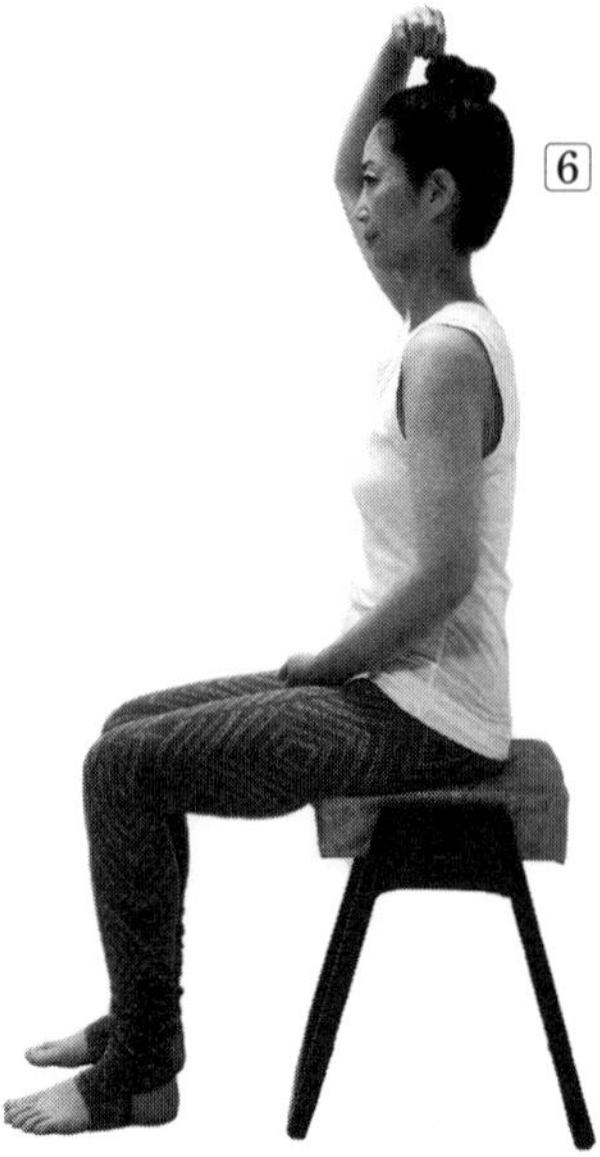

6 最後に、中心線を指でつまむようにして頭頂を引き上げ、天から吊られているように、**長い中心軸をつくります**。その軸だけを長く保ち、あとはだらんと重力に従うようにしましょう。

立ちの姿勢

姿勢が悪いということは

2つの姿勢を比べると、どのように感じるでしょうか？右の姿勢では、身体のあちこちに負荷がかかっています。見た印象も美しくありませんね。まず、頭が前へ出ているため、首や肩がこっているはずです。また肋骨が後ろに傾いていることにより、内臓を潰してしまっています。そして後傾している肋骨をなんとか支えようと、太腿の前の筋肉にも負担がかかり、前腿がパンパンに張ってしまっています。腰もつらそうです。姿勢が悪いということは、身体の一部分に

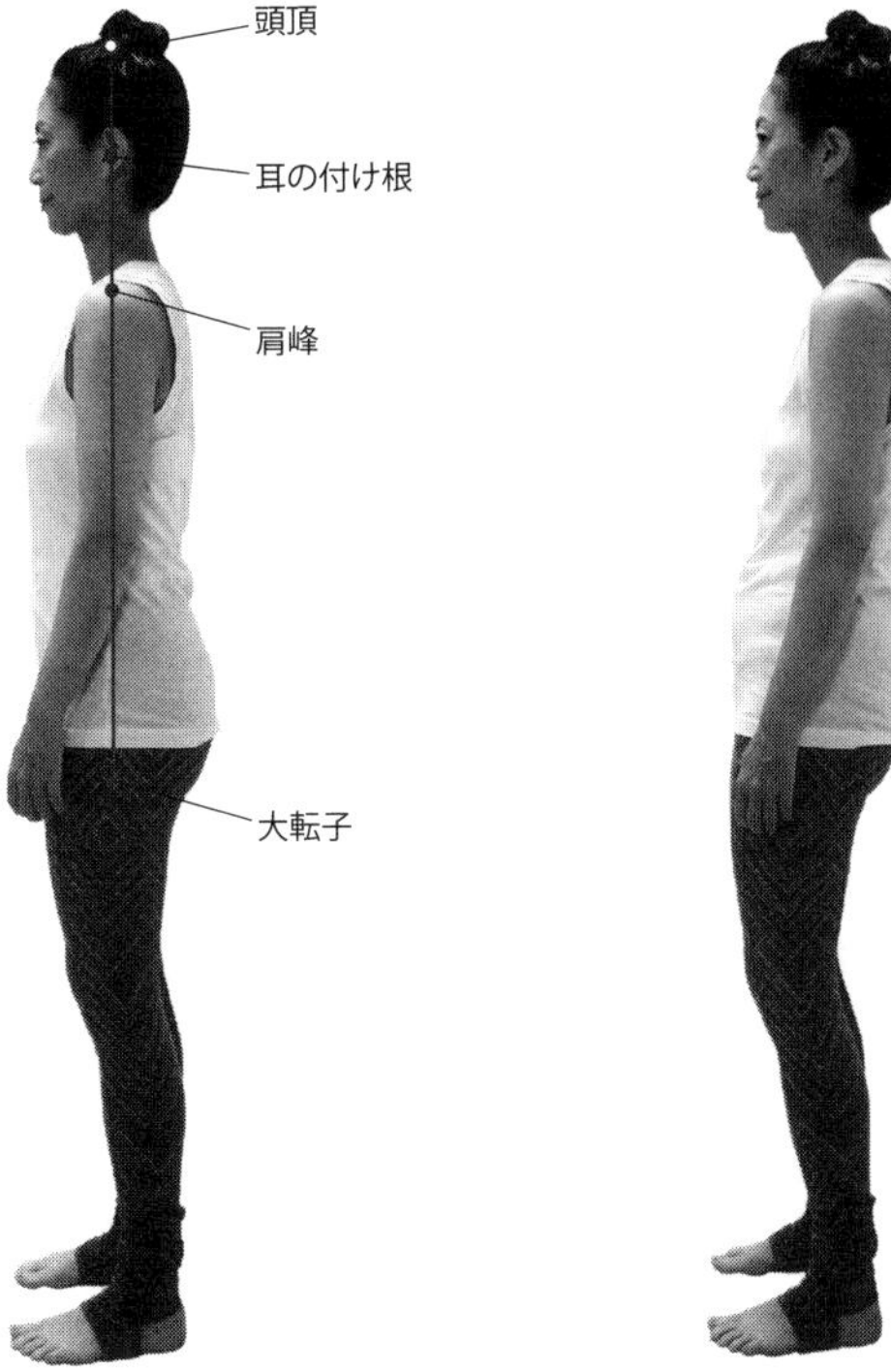

負荷がかかるわけではありません。どこか、ではなく、全体の、大元のバランスを崩してしまうのです。

また呼吸の観点から見ても、首が傾いていることによって気管が閉塞し肺も圧迫され、これでは深い呼吸はできません。常に身体にストレスがかかり、わざわざ自分の身体を傷めつけているようなものなのです。

それでは、左の写真はどうでしょうか。真横から見た時に、頭頂、耳の付け根、肩峰《けんぽう》（肩の付け根）、大転子《だいてんし》（大腿骨付け根の曲がった突起部位で、もも横から触れられる骨）が一直線に並び、大地と垂直になっています。これが、重力に逆らわない自然な姿勢です。上半身は脱力してゆるみ、下半身はドッシリとします。土台となっている下半身に、上半身はふわりと乗っているだけ、また頭部も、脊椎のトップに紙風船のように優しく乗っているだけ、とイメージしましょう。どこにも負担をかけず、重力に従うだけの柱のような姿勢で、コリや痛みもありません。

この自然で楽な姿勢こそが「健康」の基盤です。

1

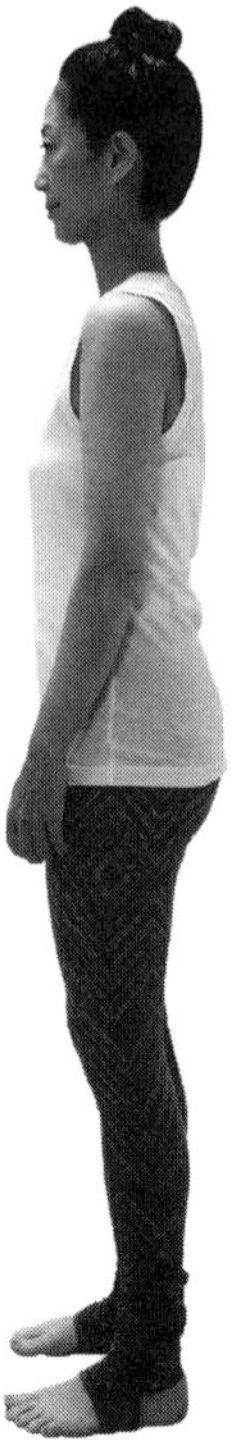

2

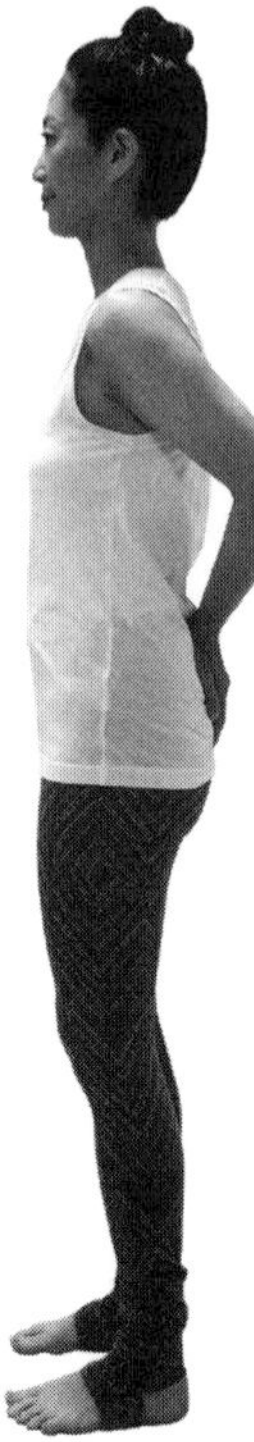

1さて、まずは、両足を腰幅（肩幅ではありません！）に開いて、両足の人差し指が平行になるように立ちます。足の向きが外側に開きがちな人が多いですが、人差し指は体の向きに対して垂直にします。

次に、膝をしっかりと曲げ、足裏全体をべたりと大地に着けます。この時、膝が内側に入らないよう、膝頭《ひざがしら》の向きにも注意しましょう。そこから頭頂を天に向かって引き上げ、膝がピンと張る手前でストップ。**常に膝は軽く緩んで**、足裏全体に体重がのっている状態をキープします。

2**仙骨に手を当てます**。やはり中指の指先が仙骨の下部に当たるように、掌をぺたりと仙骨に沿わせます。

3その状態で、お尻だけをプリッとヒップアップ（出っ尻に）させます。わざと骨盤を前傾させるの

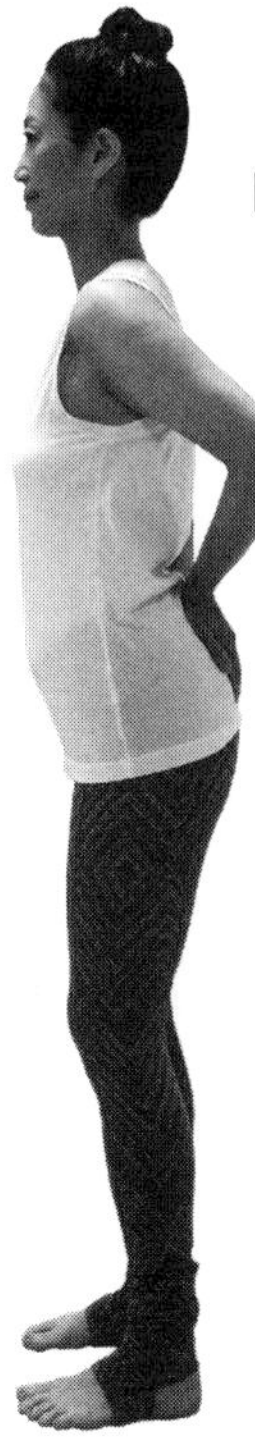

3

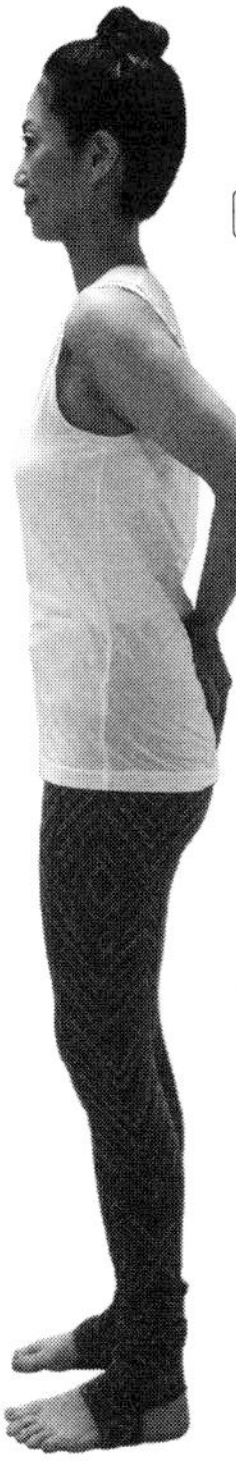

4

ですが、この時、上半身や膝は一緒に動かないで、骨盤だけが動くように気をつけましょう。

> この動きが難しいという方は、両手で骨盤を抱え、骨盤だけを前に倒したり後ろに倒したりするのを、鏡を見ながら何度も繰り返してみましょう。必ずできるようになります。

④鼻から静かに息を吐きながら、中指の指先（仙骨下部）を、テコのようにゆっくりと前に押し入れ、**仙骨を立てます**。

自然と下腹部（臍下）が締まったのを確認したら、仙骨に当てていた手をほどきます。

5

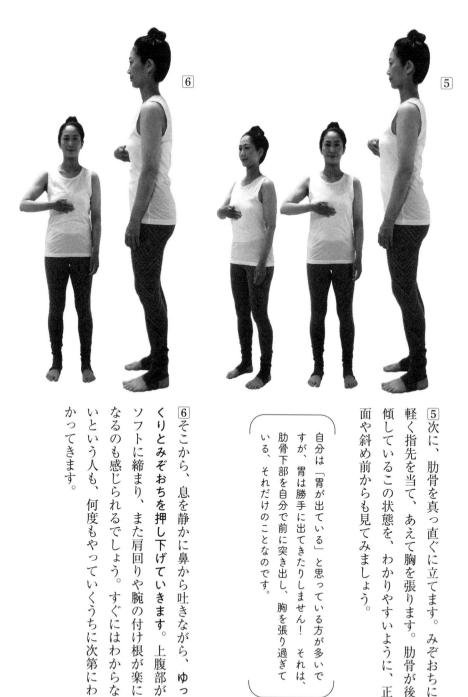

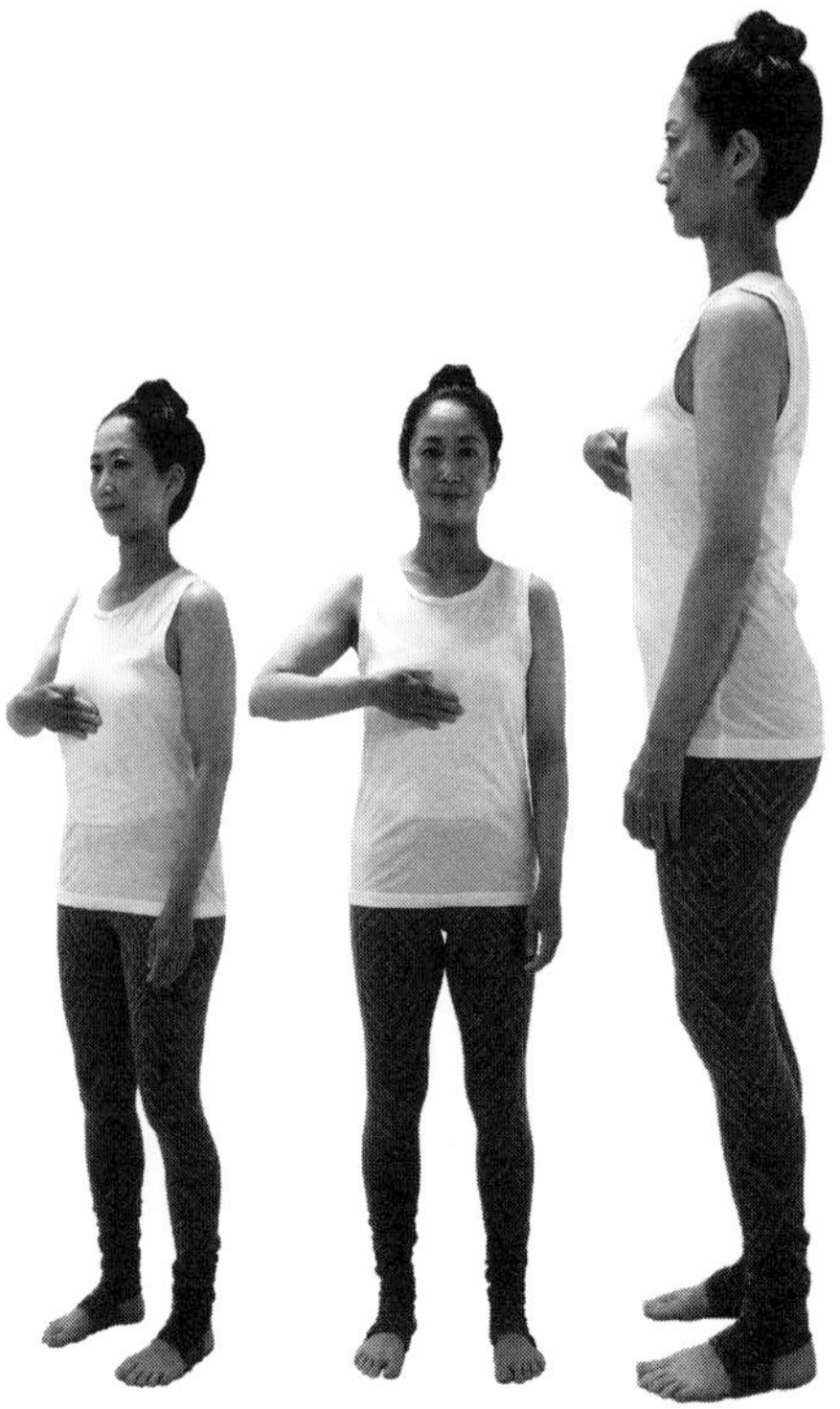

6

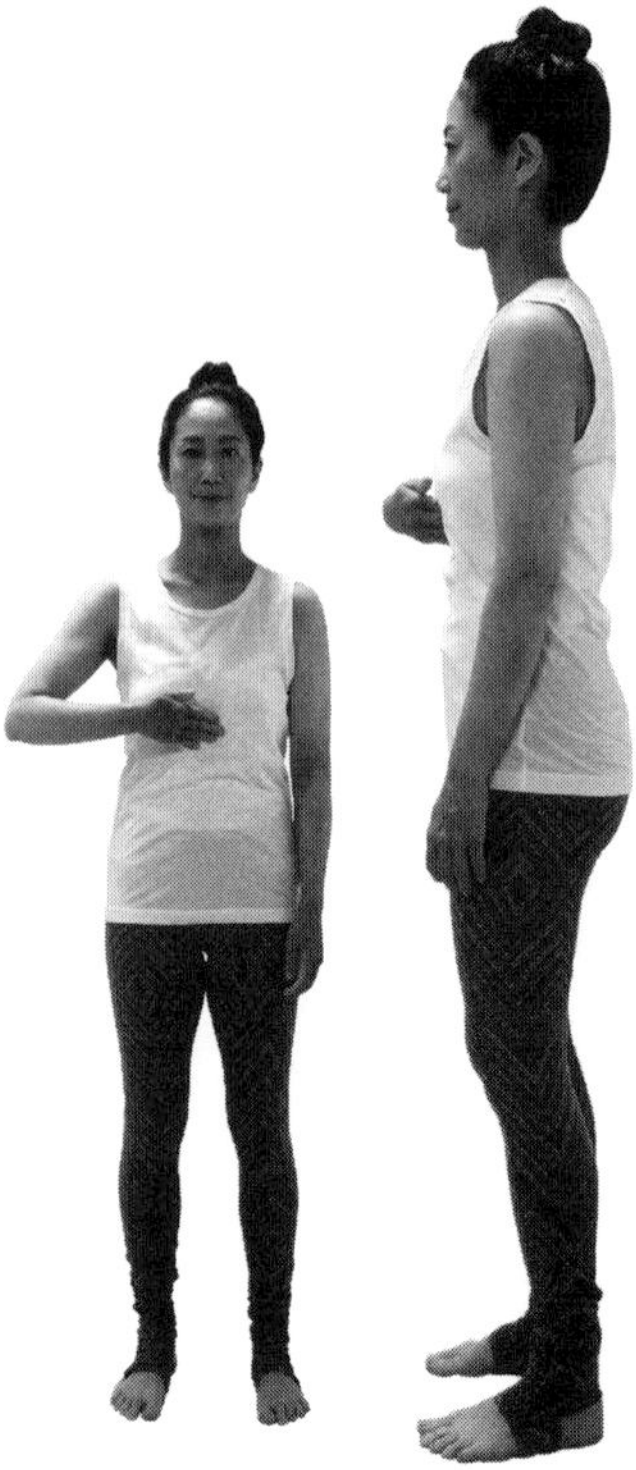

5 次に、肋骨を真っ直ぐに立てます。みぞおちに軽く指先を当て、あえて胸を張ります。肋骨が後傾しているこの状態を、わかりやすいように、正面や斜め前からも見てみましょう。

自分は「胃が出ている」と思っている方が多いですが、胃は勝手に出てきたりしません！　それは、肋骨下部を自分で前に突き出し、胸を張り過ぎている、それだけのことなのです。

6 そこから、息を静かに鼻から吐きながら、**ゆっくりとみぞおちを押し下げていきます。**上腹部がソフトに締まり、また肩回りや腕の付け根が楽になるのも感じられるでしょう。すぐにはわからないという人も、何度もやっていくうちに次第にわかってきます。

頭が前へ出てしまう

これまで肋骨が後傾していた人は、いざ肋骨が真っ直ぐに立つと、頭部がかなり前に出てしまいます。そのため、この状態を、本人は非常に猫背になっているように感じます。本来は頭部を後ろに引き、立った肋骨の真上に乗るようにしたいのですが、長いこと肩や首回りの筋肉が引っ張られていたことにより肩や首が固まってしまっていて、頭の位置を動かせない状態なのです。しかしここで諦めてはいけません！　皮膚と筋肉の積年の癒着をはがすアプローチ（99頁「のる竹ストレッチ」参照）によって、前に突き出ている頭も、脊椎の上にストンと乗るようになります。肩こりや首こり、ストレートネックもこれにて改善です！

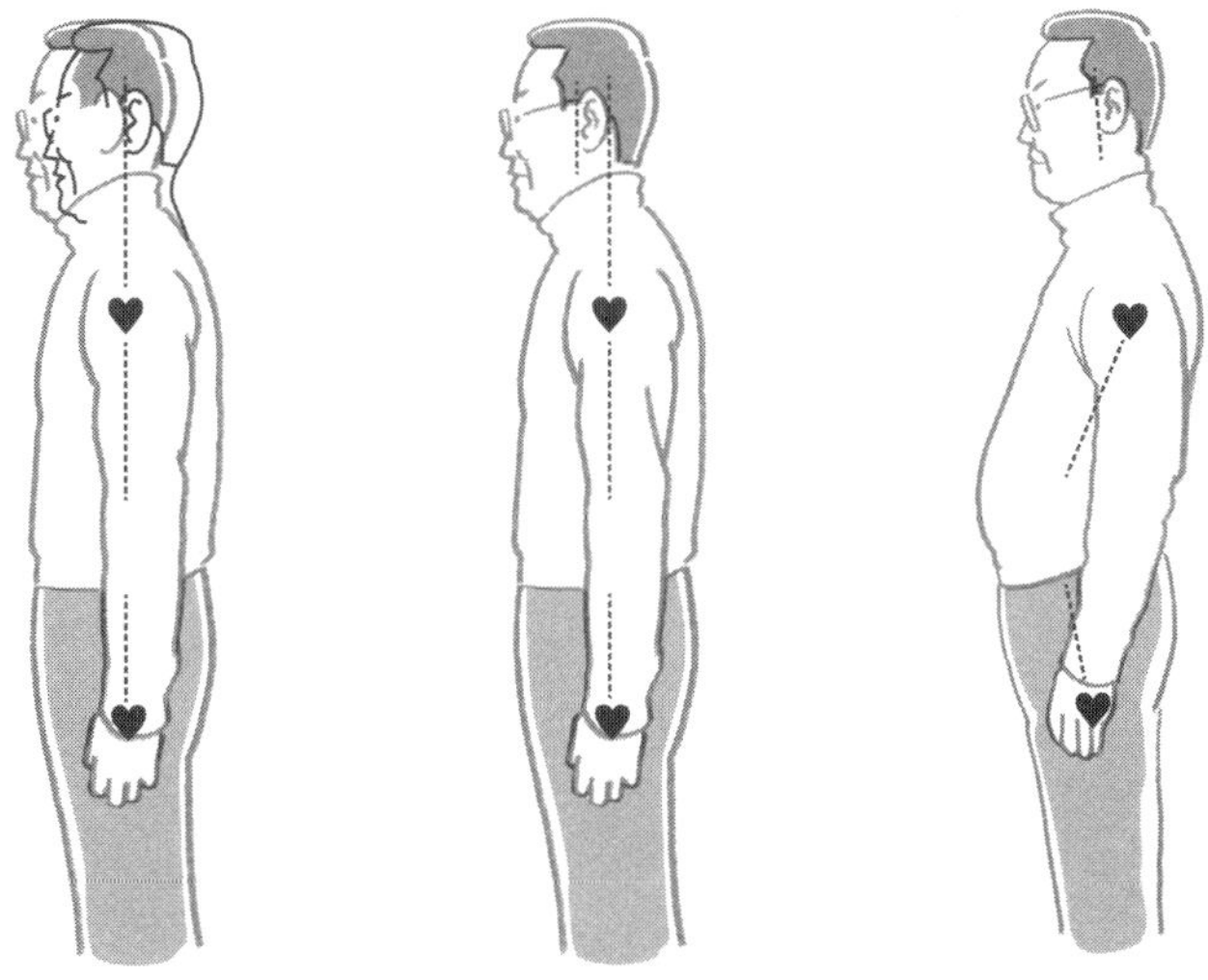

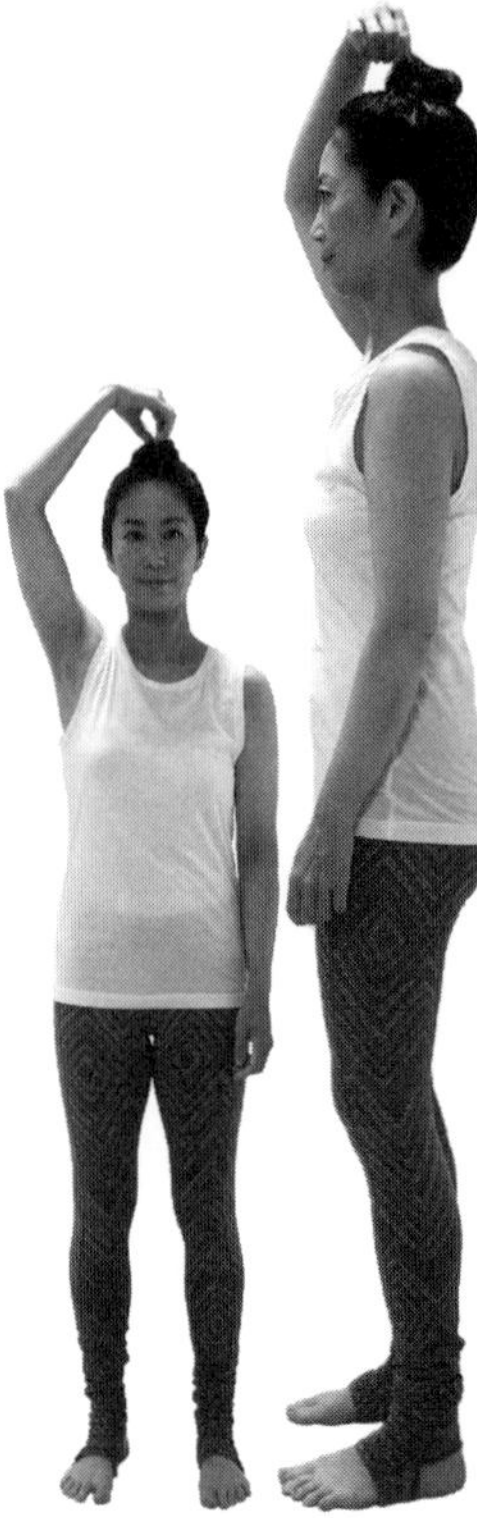
7

7最後に、頭頂を天からフックで引っ掛けられたように引き上げます。中心線を最長にし、あとの部分は、操り人形のようにだらりと重力に従うだけにします。中心軸をしっかりと意識する姿勢です。

1　深く静かに吐く、呼吸のワーク

「調身」――姿勢が調ったら、続いては「調息」、いよいよ呼吸を調えていきましょう。

呼吸の主

ところで、呼吸は誰がしているのでしょうか？　あなたの呼吸を誰かが代わってすることはできませんし、あなたの身体が呼吸をしていることは確かです。また、あなたはその呼吸を意識的にコントロールすることもできます。例えば、深く息を吸ったり、時間をかけてゆっくりと吐いたり、はたまた息を止めたりすることができます。しかし実際には、あなたはどこまで意識的に呼吸をしているでしょうか?

呼吸すること、息をすることは、生命維持の根源です。私たちは呼吸をしているから生きていられるのであり、呼吸ができなくなれば、等しく私たちの命は失われます。5~10分の間息ができないだけでも、生命は危うくなるのです。また、同じく生命の維持に欠かせない、水を飲むことやご飯を食べることと大きく異なるのは、呼吸は自発能動的には行っていないという点です。例えば「今日は忙しくて昼食を食べる暇がなかったなぁ」というのはたまにあることですが、「今日は忙しくて昼に呼吸ができなかったなぁ」では困るのです。

呼吸は、自分の意識とは関係なく、常に勝手に行ってもらっている、生命の源です。大いなる不思議のなかで、私たちは一時も休むことなく呼吸をしてもらっています。

とにもかくにも「吐く」が大切

呼吸というと、まず「吸う」ことを思い起こす人は多いかもしれません。吸うことが大事で、一回でたっぷりと沢山の酸素を取り入れるのがよいのだと。しかし、実はそれは真逆です。禅の教えも、大切なのは吐く息であり、息を吐けば、空気は自然と入ってくるものだと考えます。

吸う空気は自ずから入ってくるのです。吐いたら絶対に入ってきます。その入ってくる分だけを優しく受け取るようにします。もはや「吸う」という概念は手放しましょう。

生きていれば絶対に呼吸をします。自分でしていると思い込んでいる人が多いですが、これはもうほとんどしてもらっているものです。吐く息に心を込めて、吸う息は、ただ入ってくるものを味わいましょう。

2種類の呼吸

呼吸には大きく分けて2つの種類があります。

一つは、頑張るぞ、やるぞ、という時の**胸式呼吸**です。力が入っている、アクティブモードの呼吸です。そしてもう一つは、それとは対照的な、休息の**腹式呼吸**です。こちらは力の抜けたリラックスモードの呼吸です。私たちの日常では、頑張る時、リラックスする時、どちらも必要ですが、その配分はどうでしょうか?

生物としての自然な状態というのは、リラックスした状態です。だからこそ、いざという時に、一気に力を入れて頑張れるのです。百獣の王と言われるライオンも、日頃はただ寝そべってだらりと脱力、腹式呼吸をしています。遠くから見ている限りでは、さながら大きな猫といったふうです。しかし、いざ獲物を狙う時には違います。一気にやるぞモードに入り、全身に力をみなぎらせて、短時間に集中して獲物をしとめにいきます。いざという時のために日頃はリラックスしている、これは人間も同じではないでしょうか。しかし、この自然界の理に沿っている状態が、現代を生きる私たちには難しくなっているようです。それが一体どういうことなのか、呼吸を通して体感し、本来の基盤であるリラックスの腹式呼吸を身に付けていきましょう。

1

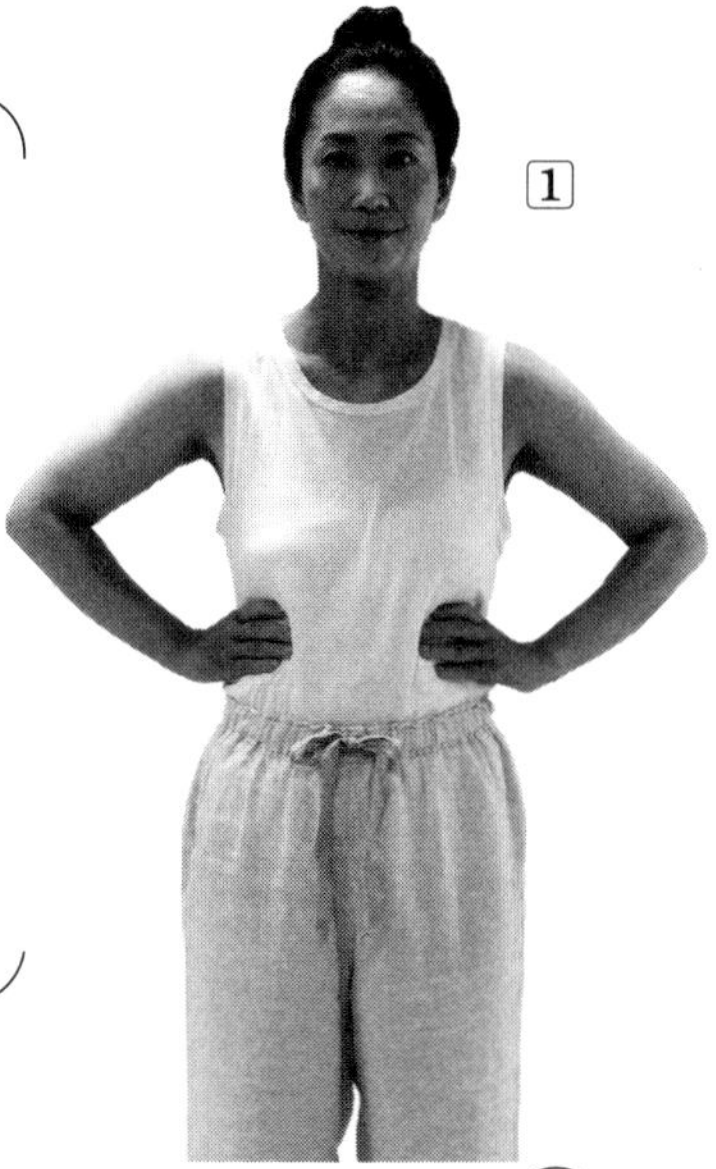

肋骨ロック

1肋骨は「鳥かご」のようになっています。その**下部を両手でふわりと掴みます。**

　肋骨が何本あるかご存知でしょうか？　全部で1ダース、12本ありますが、今触れている「鳥かご」の一番下の骨は、10番目です。そこに両小指が当たるように手を置きます。

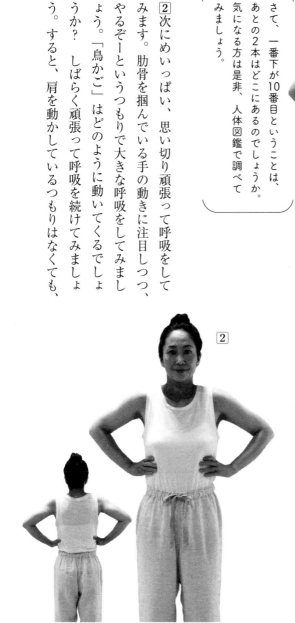

> さて、一番下が10番目ということは、あとの2本はどこにあるのでしょうか。気になる方は是非、人体図鑑で調べてみましょう。

2次にめいっぱい、思い切り頑張って呼吸をしてみます。肋骨を掴んでいる手の動きに注目しつつ、やるぞーというつもりで大きな呼吸をしてみましょう。「鳥かご」はどのように動いてくるでしょうか？　しばらく頑張って呼吸を続けてみましょう。すると、肩を動かしているつもりはなくても、

2

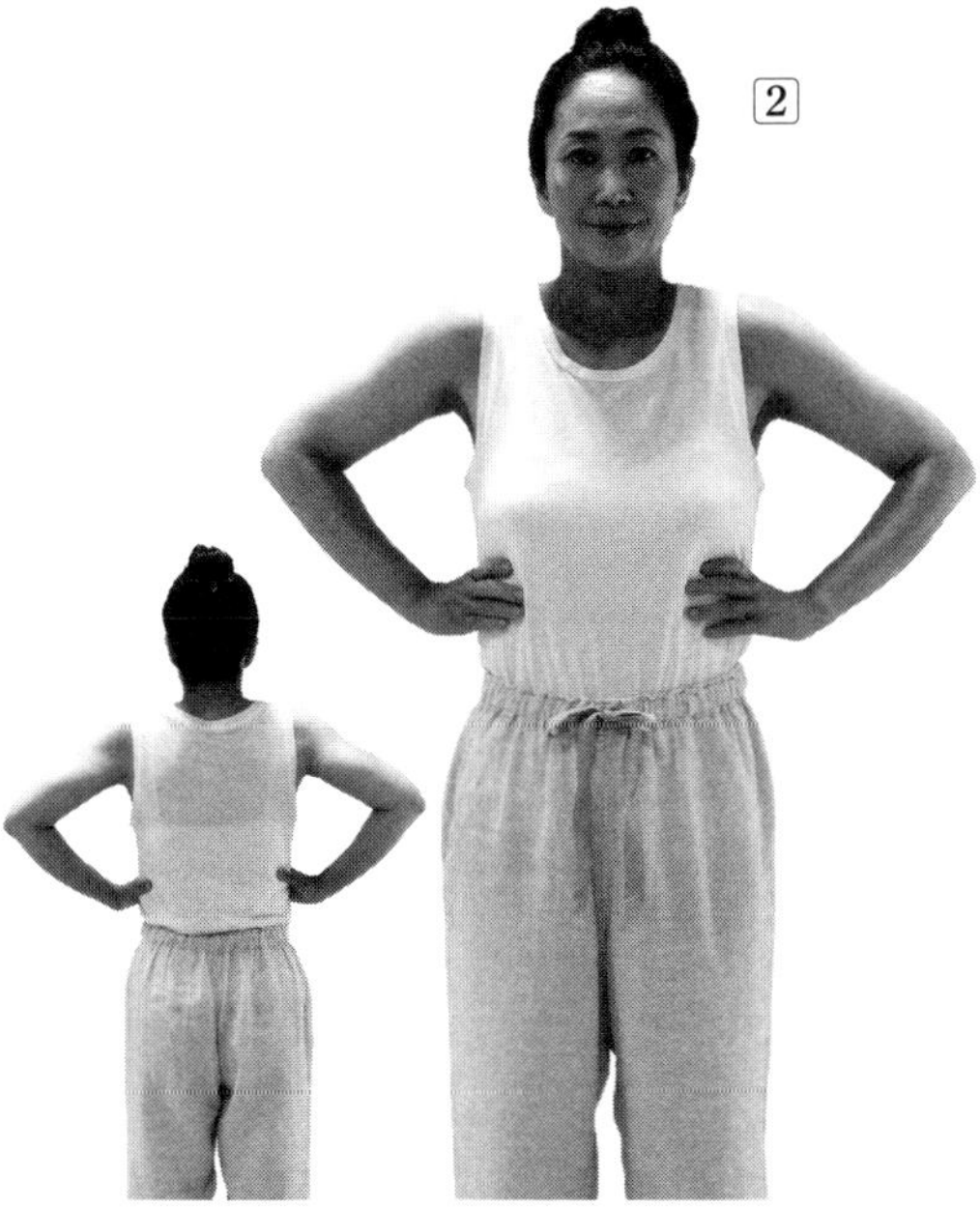

大きく肩が上下し、首にも力が入ります。いやでも肩や首がこりそうです。「鳥かご」も、ムキムキーっと大きく膨らんだり縮んだり、また背中側も大きく動くのが感じられるでしょう。

不眠との関連
この背中側の動きは、立っている時にはあまり気にならないかもしれませんが、寝ている時にこの胸式呼吸をすると、布団やベッドを膨らんだ肺が常時押すことになります。ですから、胸式呼吸のままではよく眠れないのです。（不眠症に効果テキメンの「ハケの呼吸」は82頁参照）

3では次に、肋骨をふわりと掴んでいた手を、センターに向けてぎゅっと力を入れて掴んでみるようにします。今度は**肋骨が動かないように、しっかりと固定します**。肩には力が入らないようにしましょう。

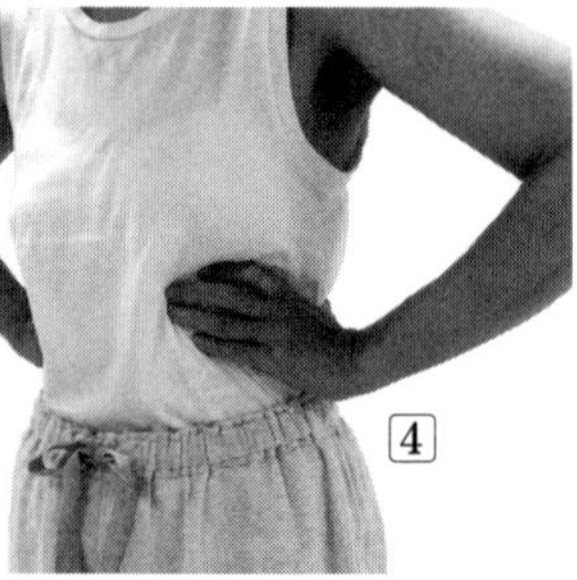
4

4先ほどは呼吸に合わせて「鳥かご」が動く様子を味わいました。今度は呼吸をしても肋骨が動かないよう、ガシッと掴みます。いうなれば、**肋骨をロックしてしまう**のです。すると、実はこれが「腹式呼吸」になります。肺が左右に膨らむことなく、肺の底面や肝臓に一部を接する横隔膜《おうかくまく》がエレベーターのように上下する「腹式呼吸」に、自然と導いてくれるのです。

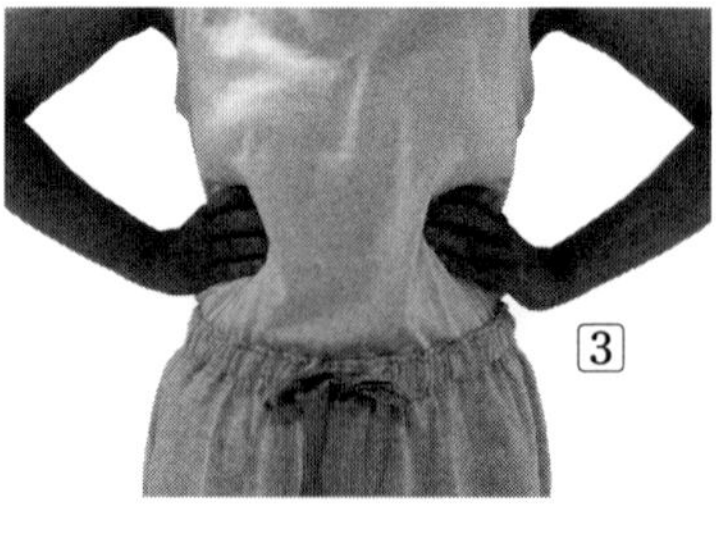
3

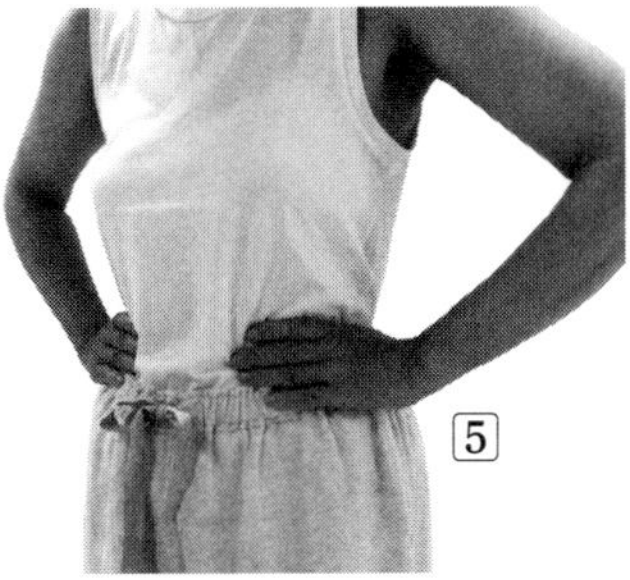

5

肋骨を固定してもどうしても「鳥かご」が開いてくるという方は、胸式呼吸の癖が付いているかもしれません。後ほど紹介する「和式便所」の姿勢（68頁）、「片鼻シュッシュ」（70頁）もぜひお試しください。

5肋骨をロックしたままでの呼吸が簡単にできる人は、腹式呼吸の感覚がつかめていると言えるでしょう。続いて**「腹横筋《ふくおうきん》」を触りながらの腹式呼吸を**練習していきましょう。これぞ腹式呼吸の真骨頂ともいえる呼吸です。

肋骨に置いていた手をゆるめ、そのまま下方に、肋骨と骨盤の間の骨のない腰回りまでスライドさせます。

腹横筋とは？

腹回りの骨のない部分を腹巻きのように覆っているのが「腹横筋」です。四層構造である腹筋の一番内側のインナーマッスルであり、外からは触ることができませんが、腹筋のなかでも最大面積を誇ります。内臓を正しい位置に収めるための大事な壁となっている「腹横筋」は、腹筋運動によっては鍛えづらく、唯一、姿勢を保持することで鍛えられるといいます。つまり、仙骨と肋骨を真っ直ぐに立てる姿勢を続けることが、腹横筋を使い続けている、すなわち体幹トレーニングをし続けているということになるのです。

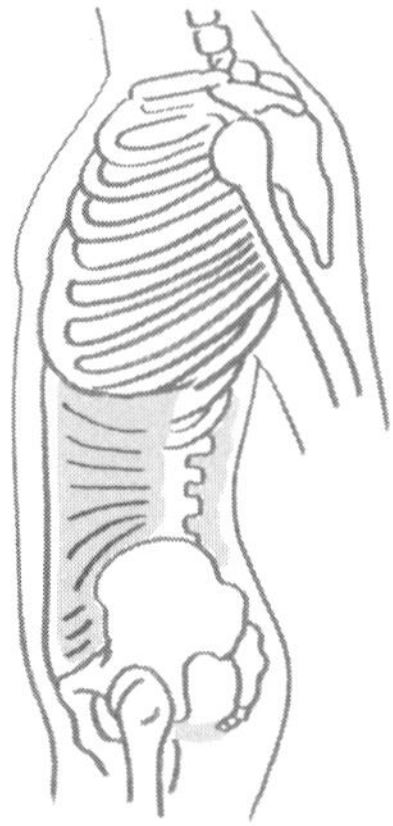

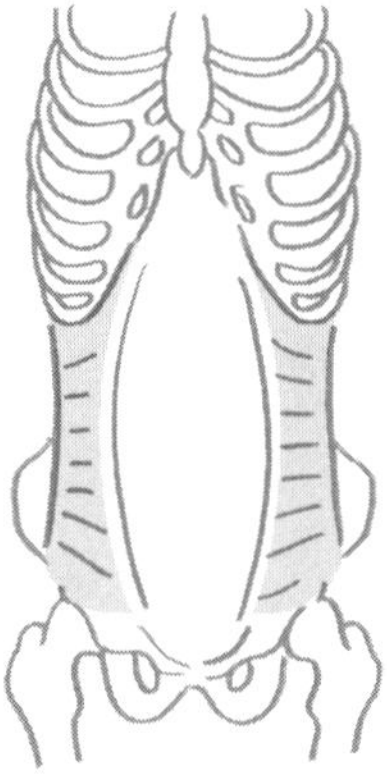

⑥そして腹横筋をふわりと掴んだら、この**腹回りがボールのように膨らんだり縮んだり、呼吸によって動くのを感じて、味わいます**。自分で動かそうとはせず、常に「動いてくる」のを感じるだけです。いかなる造作《ぞうさ》も無用です。自然に膨らんでくる、縮んでいく、というのを観察します。横側から背中側にかけて、球状に動くのが腹横筋の特徴です。

⑥

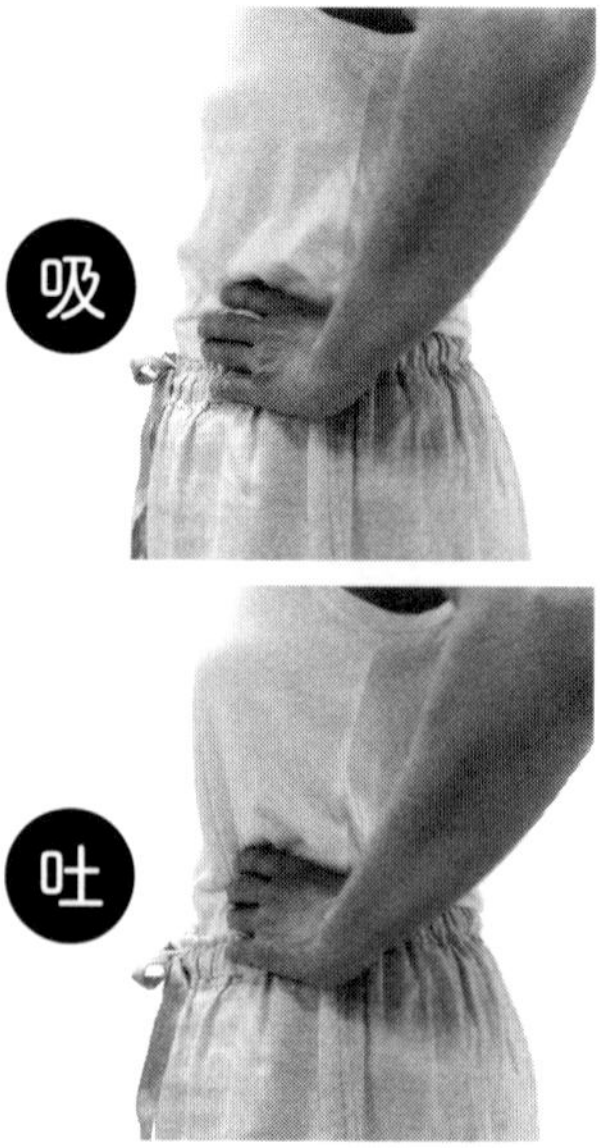

7横や後ろの動きも、丁寧に確認していきましょう。先ほどの状態から手を返し、親指を前に、残り4本の指を後ろにします。ちょうど腰の横後ろの辺りを掌で触っている形です。

8横や後ろの動きをいまいち感じられないという人は、そのまま、次の吐く息で、身体を仙骨から曲げて背中は真っ直ぐのまま、30度ほど前に倒してみましょう。こうすることで上半身の力が抜けて、腹横筋全体が大きく動けるようになります。

吸う息で、掌の辺りに空気が満ちてくるのを感じます。そのまましばらく、吸う息が腹横筋の横後ろに送り込まれていく意識と共に、呼吸を続けます。

立ったままでは辛いという人は、座ったままで同じように身体を前へ倒しましょう。

やがてお腹回りの骨のない部分が伸び伸びと動い

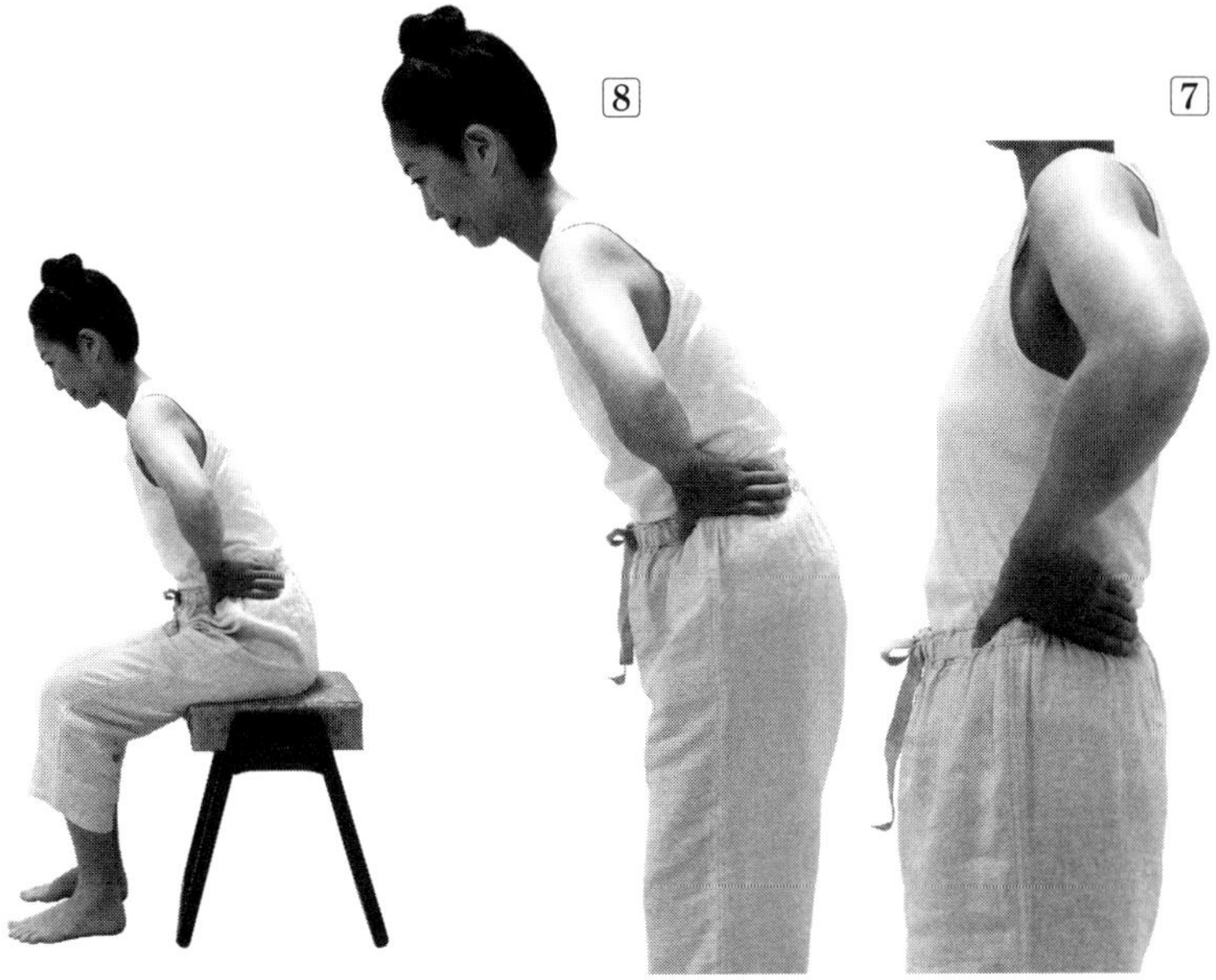

8

7

てきたら、次の吸う息で身体を起こし、その状態でも腹横筋が大きく動く腹式呼吸ができるように、練習を続けます。急にうまくはできませんが、腹横筋の動きは年々大きくなっていくものですから、それを楽しみに続けましょう。

和式便所の効用

また、余裕のある人は、上半身の力が最もゆるみやすい「和式便所」スタイルにチャレンジ。この姿勢を取ると、足腰がしっかりと使われ、上半身が脱力します。しゃがむことによって太腿《ふともも》が大腸を押し、上半身はゆるんでいるので自然と腹式呼吸ができて、横隔膜が下がることでも大腸を動かします。つまり、この姿勢を取るだけで腸の蠕動《ぜんどう》運動が自動的に行われるため、どうしたって便秘は解消します。さらに、この姿勢は下半身をしっかりと使う姿勢なので、寝たきり防止のための足腰強化トレーニングとしても有効です！　できない人は要注意!!

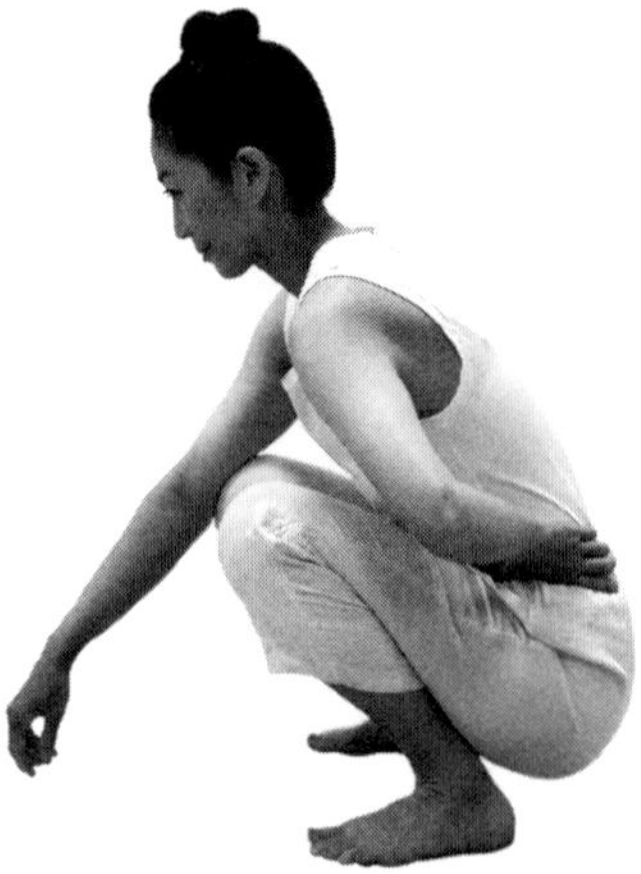

便秘について

何十種類ものサプリメントを取り入れるよりも、どれだけ排泄できているか、がまずは大切だということを、多くの人が忘れてしまっています。出さないことにはスペースが空きませんから、入ってくるものも入ってきません。

なんでも取り入れることを優先し、「出す、排泄する」ことの重要性を忘れてしまった証拠に「便秘」に悩み苦しむ人は多く、今や大人に限らず、子どもたちにも便秘は珍しくありません。かくいう私も、不健康時代は3日に1回コロコロの便を少量出すのが精一杯、といった状態が普通で、当然のごとく太っていました。医師による便秘解消本なども読みましたが、そこには「3日に1度出ればさほど便秘ではない」というようなことが書かれており、そんなに心配することではないと思っていたほどです。

しかし、腹式呼吸をするようになると、面白いほど出せるようになり（こちらが本来の自然な状態）、みるみる痩せたのには驚きました。体内の大切な消化器を動かすという「内臓運動」を長い間せずにいたことのシンプルな結果が便秘だったのです。大腸を動かさないために、老廃物である便が腸内に溜まって出せていない、という状態です。大腸を動かせば、便は出ます。つまり、内臓を動かす腹式呼吸をすれば出せるということです。

そして本来はふわふわ浮く状態の便をすぐに出すべきですが、大腸を動かさずにいてそのまま便が居座ると、水分は吸収されてしまいコロコロの硬い便になるという訳です。便秘になると、出すべき老廃物を体内に溜めおくのですから、肌はくすみ、吹き出物が出たり、体が重くなったりと、良い印象はありませんね。貯金と違って、いかに溜めずに早く流すかですが、私は夜に食べたものを、翌朝には確実に出せています。本などには、食べてから24時間後に出ると書いてあることもありますが、もっと早く出せるのです。

振り返れば、かつての便秘は、自分の体の仕組みを学習しようともせず便秘薬に頼っていたツケで、自業自得でした。今では、朝のZEN呼吸法をすると必ず排泄し、その後も食事の度に押し出される「ところてん排泄」をしています。3日に1回だった排便が1日1〜2回になり、その結果、週に3回フィットネスジムに通っても痩せなかった身体が、呼吸法だけであっという間に痩せるという驚きのご褒美をも得ることになりました。太っている人は痩せて、がりがりに痩せている人は少しふっくらしていく、というのがZEN呼吸法実践者の経験です。

片鼻シュッシュ

1 まずは姿勢を正します。片方の手の親指をお臍《へそ》に、他の4本の指は下腹部に軽く添えます。

もう一方の手は、親指で片鼻を横から押さえてふさぎます。口は軽く閉じましょう。他の指

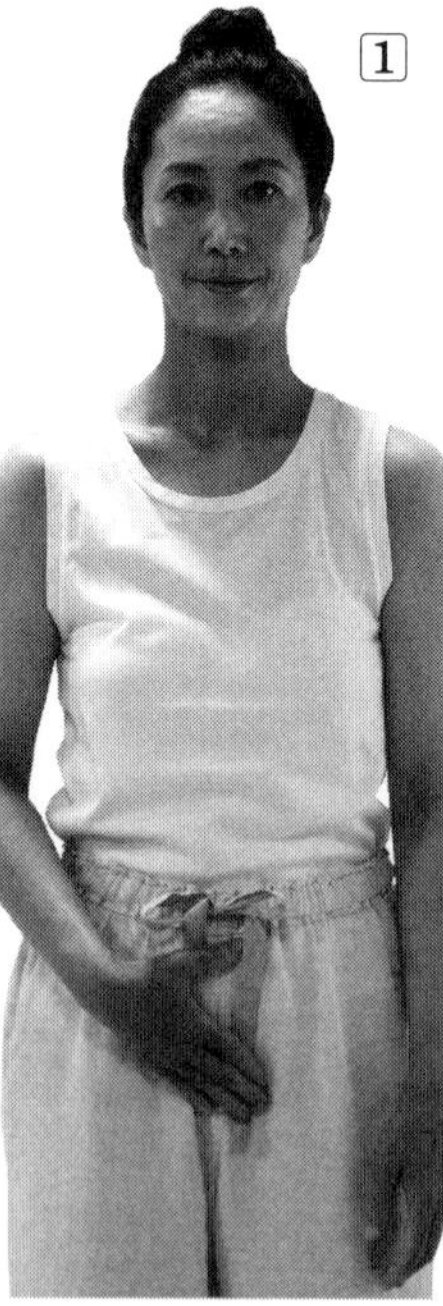

は軽く揃えて、ふわりと天に向けます。

2 開いている鼻の穴からシュッと息を吐き、ゆっくりと、空気が入ってくることに時間をかけます。またシュッは勢いよく、そしてふわーっと入ってくる、更にまたシュッと勢いよく息を吐く、と続けます。

この時に鼻水が出やすいのですが、鼻をすするのはＮＧです。鼻をきちんとかみながら行います。

3 シュッと勢いよく吐くとお腹はへこみ、その反動で、自動的にお腹に空気が入ってきます。お腹が自然と膨らんでいくのを感じましょう。ゆっくりと、入ってくる空気が満ちていくのを余裕をもって待つのがポイント。急がずにやることが大切です。

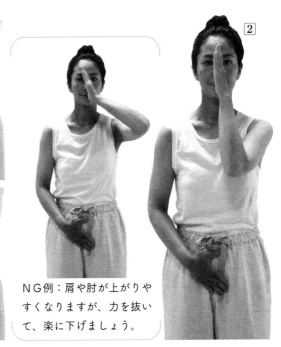

2

ＮＧ例：肩や肘が上がりやすくなりますが、力を抜いて、楽に下げましょう。

3

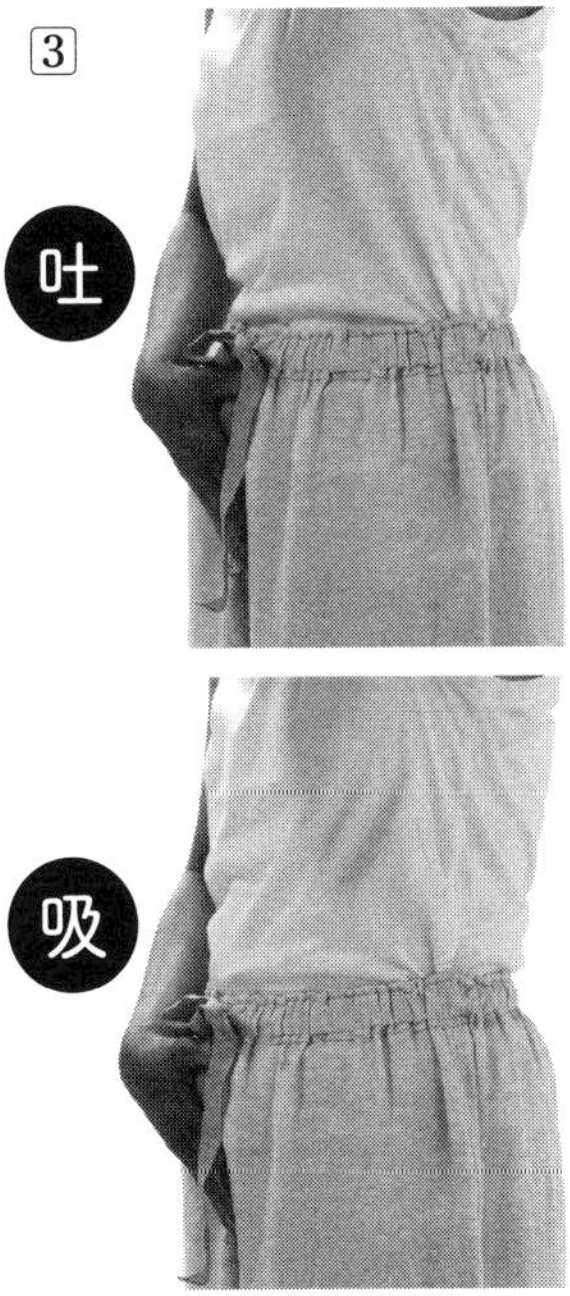

シュッ。十分に間を取ってから、またシュッと。10回繰り返し、反対側の鼻でも同じように行います。

（お腹は自然に動くもの。ゆっくりと、ボール状に腹横筋全体が膨らんでくることを感じながら、呼吸の醍醐味を味わいましょう。）

ロウソクの呼吸

まずは、姿勢を正しましょう。そしてロウソクを鼻の下に立てるようなイメージで、人指し指を鼻の真下に立てます。反対の手の親指はお臍、4本の指は揃えて下腹部にふわりと添えます。

（掌は、腹横筋の横後ろに当ててもOKです。）

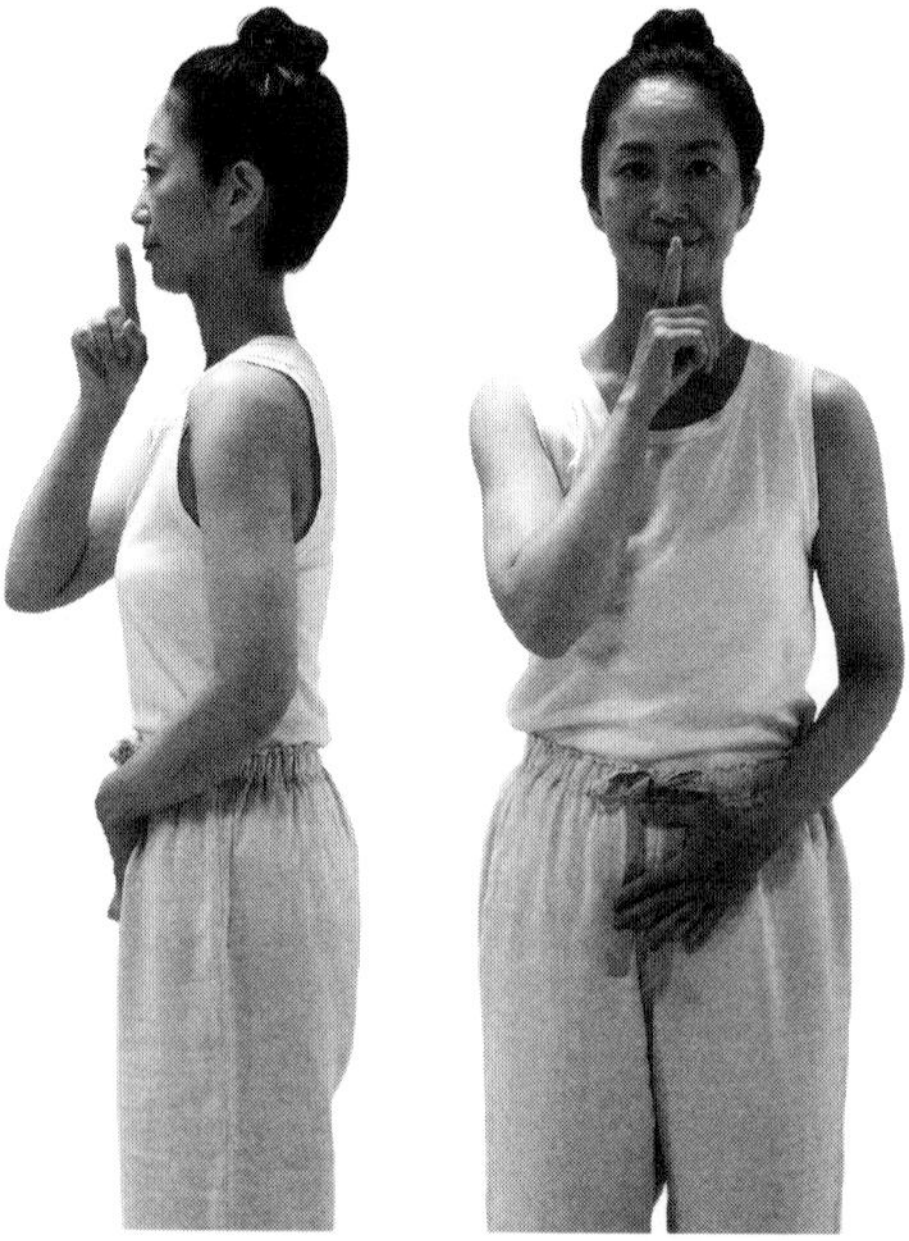

ステップ1

鼻息でロウソクの炎を勢いよく吹き消してみましょう（「片鼻シュッシュ」の両鼻バージョン）。これを10回行います。お腹に置いている手が、勢いよくへこみ、それからふんわりとお腹回り全体がボール状に膨らむのを感じます。肩や胸まで動いてしまうのは、息の吸い過ぎです。お腹回りだけが自然に膨らむようにしましょう。

ステップ2

鼻から吐く息でロウソクの炎が軽く倒れるように息を吐いてみましょう。吐く息で倒れた炎は、吸う息で戻ってくるようにイメージします。吐く息の長さや量を変えながら調整してみましょう。

これも10回繰り返します。お腹に置いている手は、先ほどよりも少しゆっくりとへこみ、ふわっと膨らみますが、動きとしては同様です。

ステップ3

ロウソクの炎は、風では動いていますが、自分の鼻息では動かないように、静かに、細く長く息を吐きましょう。吸う息も、強いと炎を引き込んでしまうので、とにもかくにも静かな呼吸を心掛けます。吐く息は蜘蛛の糸が一本、鼻から紡がれて出てくるような、それほど細く長い呼吸を意識するとよいでしょう。

これも、ゆっくりと10回行いましょう。お腹の手は、さらにゆっくりと少しずつへこみ、自然と膨らみます。また余裕のある時は、片手で背中（腹横筋）の横後ろの辺りを触りながら、そこに吸う息を入れるような意識をもって行いましょう。

そして、このステップ3の呼吸を、日常的なものにしていきます。

パニック障害について

私たちには、呼吸ではまず「吸う」ことが大切だという考えが深く根付いています。深呼吸も「大きく吸ってー」と始まるのが一般的です。しかし、「吸う」ばかりを重要視する傾向は、パニック障害の過呼吸発作とも関連があります。これは、呼吸が浅くなった時に、もっと吸わなければ息ができなくなるという不安が起こって息をひたすら吸い続けてしまい、その結果それ以上吸うことができなくなって、失神などを起こしてしまったりする、不安発作の一種です。そういう時は鼻も口もしかと抑えて、一度息を止めるようにするといいようです。つまるところ、吐く息を忘れているだけなのです。ですからこれは〝病気〟ではありません。息は、吐くことが先、ゆっくりと落ち着いて細く長く吐くこと（腹式呼吸）が大事なのです。吐けば自然に空気は入ってくるということを、身体でわかっていることがとても大切です。

鼻呼吸のすすめ

ZEN呼吸法では、呼吸はすべて鼻で行います。口で息を吐くことは悪くないという考え方も一般的ですが、そもそも鼻は呼吸器、口は消化器であり、役割が大きく異なります。スポーツなど激しい運動をする際には口で呼吸することもあるかとは思いますが、これはまさに非日常の呼吸、頑張る時の呼吸です。安静時にまで、本来は消化器としてつくられている口が開いていることの弊害は、実はとても大きなものです。話をする時なども含めて、息継ぎは鼻ですることを心がけましょう。

2 お薬バターの治癒——軟酥の法

息を送る

「吐く息を送る」という表現を、ZEN呼吸法ではよく使います。これは自身の硬いところや詰まっているところ、痛いと感じるところに、吐く息を、文字通り体内を通過させて送るようにイメージするものです。水が上から下に自然に流れていくように、呼気が重力に沿って滑らかに降りていくようなイメージがとても大切です。

実際には、呼気は鼻から外に出ていきます。しかしここでは、息を吐く時は常に、呼気が鼻から下に向かって、体内にある仮想のパイプを通って降りていくというイメージで呼吸をします。皮膚の内側で行われている呼吸、というイメージです。

気管の延長のようなパイプ（私は直径7～8センチほどの太さを想像しています）が身体のなかを通っていて、吐く息はそこを通って下に降り、吸う息は逆に下から引き上げるようにイメージします。そのパイプは自分が不調と感じるところに繋がっていて、鼻を入り口に、肩や腰へ、胃や大腸へ、はたまた腿や坐骨神経へ、出口は自由自在です。痛みのあるところや気になるところにパイプの出口が向きます。

さらに詳しく説明すると、パイプを通して吐く息を送るとは、呼気（吐く息）を細く長く、少しずつそれらの部位に送風するイメージです。喉の奥は絞めず、音を出さないようにあくまでも自然に静かに、鼻から一本の生糸を紡ぎ出すように、軽やかに優しく呼気を送る感覚です。吸う息は入ってくる空気に身を任せるだけで、引き上げるというイメージは必ずしもしなくて構いません。

はじめは、重力に従って何かが下りてくるとイメージするのは難しいものです。ですが、あまり上手にやろうと考えずに、自分の辛い部位に向かって鼻から吐く息を送る、意識を向ける、という漠然とした空気の流れをイメージするとよいでしょう。できるかできないかではなく、淡々と、ただ素直にイメージすることが上達のコツだと思います。吐く息で、老廃物や疲労、ストレス、毒素やしこり、滞りなども、使い終えた空気と共に降ろして大地に流していくイメージです。

お薬バターの呼吸

「吐く息を送る」イメージの次は、いよいよ白隠さんの呼吸法の真骨頂、「軟酥」のイメージに入りましょう。

軟酥とは？

軟酥とは、軟《やわ》らかな酥《そ》のこと。酥は、極めて身分の高い高貴な人たちのみが手にできたとされる、滋養強壮のための薬やデザートのようなものだそうです。遡ること飛鳥時代に、この「蘇」（本来の漢字はこちらのよう）は既に食されてたようです。動物の乳汁を煮詰めて固形状にした長期保存の効く高価な食べもので、現代で言うならば硬めのバターのようなものですが、冷蔵庫もない、乳牛もさほどいない時代のことを考えると、大変に高価な動物性たんぱく質だったことでしょう。今も同じ製法で作られている奈良県明日香村の「蘇」は、色はベージュや肌色に近く、非常に甘いものでした。ただ生乳を煮詰めただけで砂糖は入れずに作られていると聞き、たいへん驚いたものです。この芳香漂う黄金に輝く万能の秘薬バターを、さしずめ現代人にもわかりやすいように「お薬バター」と名付けました。

さて正しい姿勢、内臓を潰さないような巡りの良い状態に調えたら、あぐらでも椅子に座っても、立っていても構いません。この得も言われぬ香りの漂う軟酥、すなわち「お薬バター」を、まずは頭上にたっぷりと載せます。

バターでなくても、自分がイメージしやすい、アロマオイルを垂らしたとろりとした薬草の湯、または蜂蜜や生姜入りの葛湯など、温かでトロリとしたものであればどんなイメージでも結構です。また大きさは、白隠さんは「鴨の卵大の丸薬」ということで示していますが、それだと小さくて薄くしか塗れない気がする場合は、レンガ大、もしくは必要なだけのたっぷりの量をイメージしましょう。このあたりは自己判断で、イメージしやすいようにアレンジ可能です。

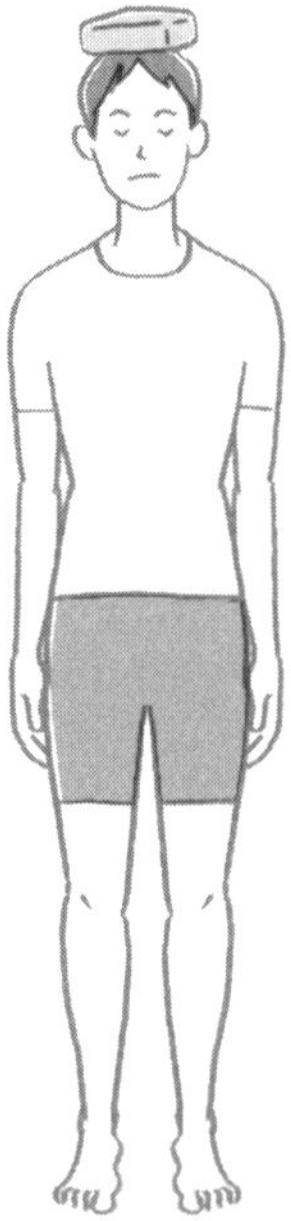

さてそのお薬バター軟酥が、体温で溶け出し、頭上から全身へと流れ降りていきます。

このことを、白隠さんは次のように書かれています。（巻末資料178頁参照）

「頭全体を潤し、次第にじわじわと辺りを潤しながら下って来て両肩両臂《ひじ》に及び、両乳、胸と腹の間、肺、肝、腸、胃、背骨、腰骨、と次第に潤しそそぐ。この時、胸中にたまった五臓六腑の気のとどこおり、疝気《せんき》やその他局部的の痛みが、心気の降下に従って降下すること、水が下に流れるようであり、はっきりその音が聞こえる。蘇は全身を廻り流れ、両脚を温かく潤し、足の土踏まずに至ってとどまる。」（伊豆山格堂『白隠禅師 夜船閑話』春秋社、一九八三年）

とはいえ皮膚や筋肉、内臓を一気にイメージするのは少し難しいため、ここではまず、内臓を一つひとつ潤して温め、会陰部《えいんぶ》に溜まったお薬バターを、背骨を通して一度吸う息で軽く引き上げ、再度頭から身体全体を足の裏まで浸していく、という二回に分けたイメージで行っていきます。

まずは、吐く息でお薬バターが流れて**頭蓋骨**に染みわたり、中の臓器である**大脳**、**小脳**、そして頭の中心である**脳幹部**を浸し、そこから脊椎の中を頸椎、胸椎、腰椎、と降りてきて、仙骨、尾骨まで**背骨の中の脊髄**を温め浸し、潤していきます。吐く息の長さにもよりますが、最初は一吐きで一つの臓器を温め浸すところから始めることをお勧めします。

はじめは、息は無理に吐き切らず、まだ2割くらい吐く息が残っているところで、一度ゆるめて、鼻からふんわりと入ってくる空気をゆとりを持って受け入れる、そしてまた静かに鼻から細く長く静かに吐いていく。そのスタンスを忘れずに、あくまで気持ちよく腹式呼吸を続けながら行います。

慣れてきたら、この大脳、小脳、脳幹と三つくらいは吐く息一息でなぞれるようになります。最終的には1〜2呼吸ですべての臓器をイメージできるようになっていくはずです。その場合はかなり早くお薬バターが流れていくイメージになります。もちろん無理は禁物です。まずは丁寧に、気持ちよく続けていきましょう。

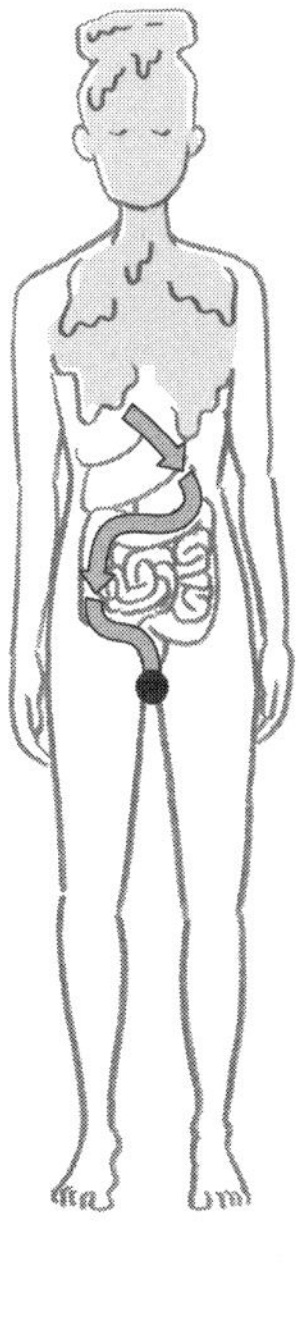

脳幹部から脊髄を潤したら、続いて**気管・食道**、胃はまだ浸さず、**両肺**につながっていきます。肺は大きいので前だけでなく後ろの背面や横、底面までも丁寧に意識しましょう。何しろ呼吸を担ってくれている臓器です。そして**心臓**（左にあると思っている人が多いですが、中心にあります）。更に左側の**胃**、右側の**肝臓**、その下の**胆のう**へと続いていきます。

この時、すべての臓器の存在と場所がわかるでしょうか？　内臓はたったの10数個しかありませんが、はじめはどこにどの臓器があるのかよくわからないと思います。ぜひ図鑑と鏡双方を見て、実際に身体に触れながら行ってみましょう。それは必ず体内に伝わります。

それから**膵臓**、**十二指腸**、**脾臓**、**腎臓**から**尿管**、このあたりは身体のちょうど真ん中から左側、背中側と日常あまり意識できない部分にあります。特に膵臓などは病気になって初めてその存在を知る人も多く、気づいた時にはなかなか治癒しがたい状態になっていることも多いようです。消化酵素を含む膵液をつくっていますから、膵炎になると皆さん一様にひどく痩せてしまいます。今まで知ろうとしなくてごめんなさい、そして今日まで休まず働いてくれて本当にありがとう、という気持ちも込めてお薬バターを送って感謝します。その後は消化器が続き、**小腸**、**大腸**、そして**膀胱**、**生殖器**とお薬バターで温め浸します。

明確にイメージするということが、実際に起こっていることだと大脳が錯覚を起こす重要なポイントです。始める前にぜひ人体図鑑（子ども用を推奨します）を見て、臓器の位置やサイズ、そしてもちろんその働きも勉強しましょう。

そして、すべての臓器を温め浸したら、会陰部に溜まったお薬バターを、今度は温風や太陽の熱のようにスッと背骨を通して上に向かってさするように引き上げていきます。これは首の下（胸椎の一番の辺り）までにしましょう。どうも首や頭部まで引き上げると一気に気が上がってしまい、頭がキンとしてしまうのです。

再度たっぷりのお薬バターを、引き上げた温風や蒸気のようなお薬バターと合わせて、今度は内臓の外側、つまり**骨**や**皮膚**、**筋肉**全体をまた上から順にドロリと温め浸して潤していきます。特にコリや痛みのある所、また患部、手術痕のある所などはたっぷりと念入りに、もちろんもう一度内臓もまとめて体全体を包み込むようにして吐く息で温め浸します。

今度はお尻から下の**下半身**、**両脚**も、冷

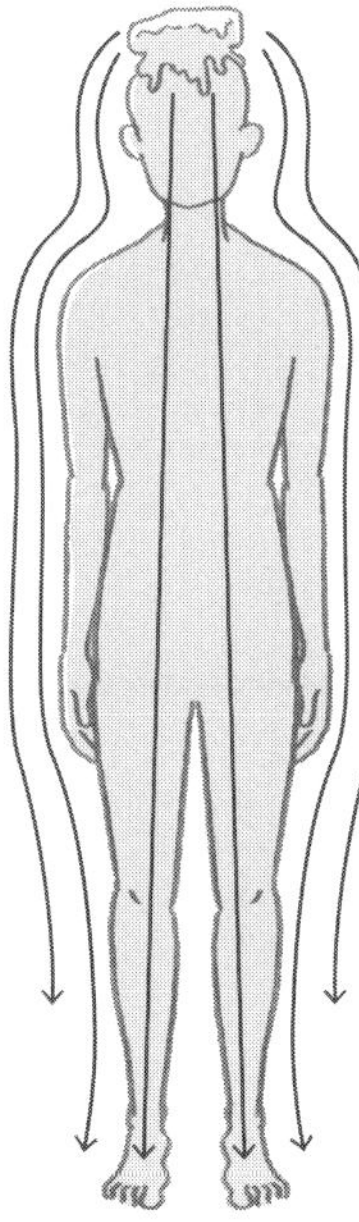

たくなった**脚の指先**も全部浸し、脚の裏から大地に還します。これは明確なイメージ法ですが、うまくイメージができると大脳の錯覚で温まったと判断されますし、実際に、腹式呼吸で内臓運動をしているため全身の巡りがよくなって物理的に温まるということも同時に起こります。

朝にこのように自律神経を活性化させますので、自律神経が調い、しかも活性化し、自然治癒力や免疫力を上げ、気力体力共に充実するのです。体全体を元気にするのですから、その中にあるはずの心も朝一で元気にしてから一日をスタートするわけです。

朝起きてすぐに、また朝を迎えられた喜びに浸りながら（来ない朝がいつか必ず来ます）、明確なイメージで今日もよろしく、と一声かけるのです。上手にイメージできるようになるまでは自分の体に沢山触れてあげましょう。きっと体の社員さん達も、自分たちの存在や働きに気づいて毎朝声をかけてくれるようになった社長の姿を喜ぶはずです。

ハケの呼吸

こちらも、呼気を下に降ろし、吸気を引き上げる、というまさにイメージの力を活かした呼吸です。寝ながらにしてできる「軟酥の法」ということで、例えば入院中の方も、ベッドから立ち上がらずとも行うことができます。また「仰臥《ぎょうが》（仰向けに寝た姿勢）」で下半身に意識を向けるため、「内観の法」のアレンジでもあります。

1 まずは仰向けに寝てみましょう。掌はいつでも天の方（人間にとっての自然な向き）に向けます。

2 そして、自分の反り具合をチェックしていきます。背中と床の間に大きく隙間が空く人は、肋骨が後傾しているということです。高い枕でないと眠れないという人も同様です。背中と床の隙間に手がスッと入る場合は反り過ぎで、やっと入るくらいが理想です。

1

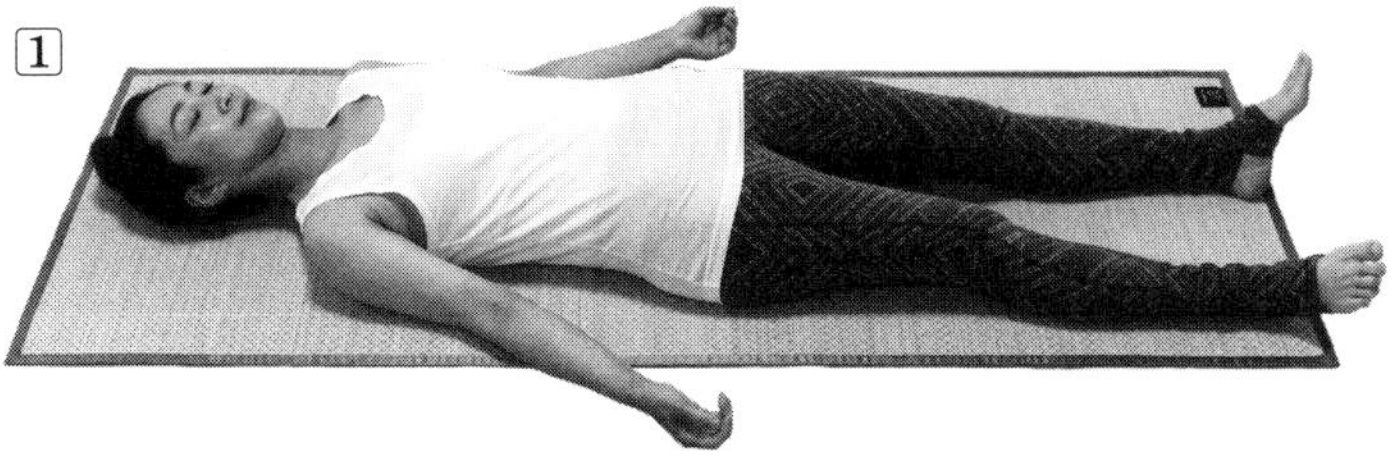

2

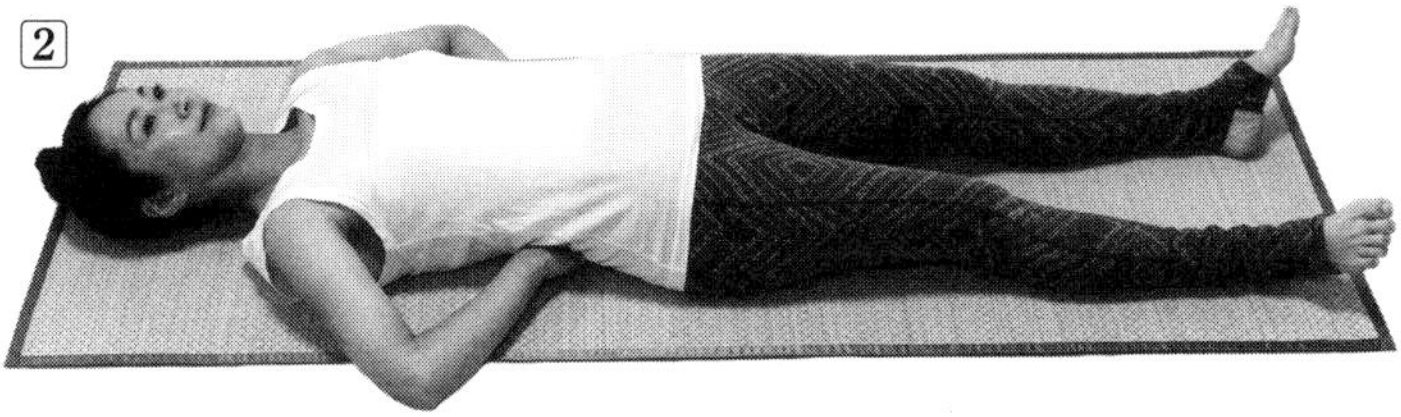

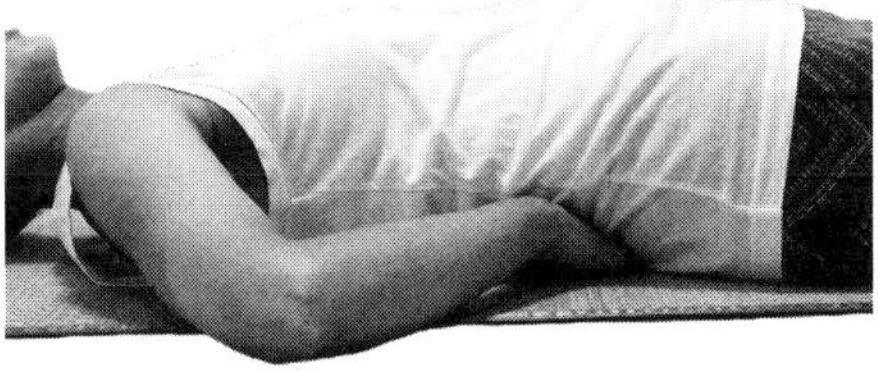

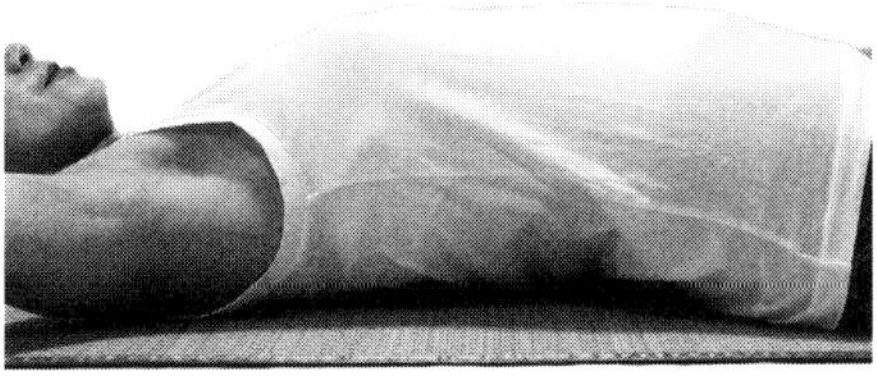

③両膝を立て、息を吐きながら、背中の隙間を少しずつ押しつぶしていきます。硬くなった背中全体に吐く息を送ると、筋肉がゆるみ、少しずつ背中が大地に近づいていくのが感じられるでしょう。

ある程度隙間が埋まってきたら脚を伸ばし、あらためて仰向けに寝ましょう。ここで一旦リラックス。

④そして頭の上に、自分の身体の横幅がすっぽり入るような特大のハケをイメージします。ハケに軟酥をたっぷり浸し、吐く息と共に、頭頂から、

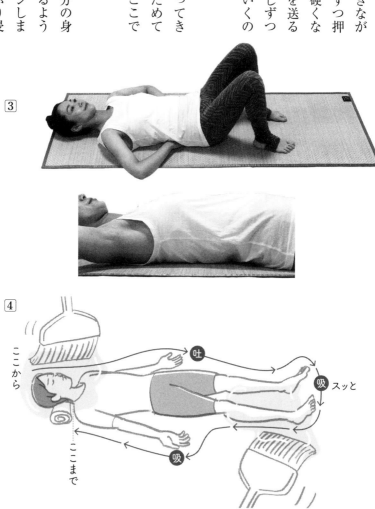

③

④

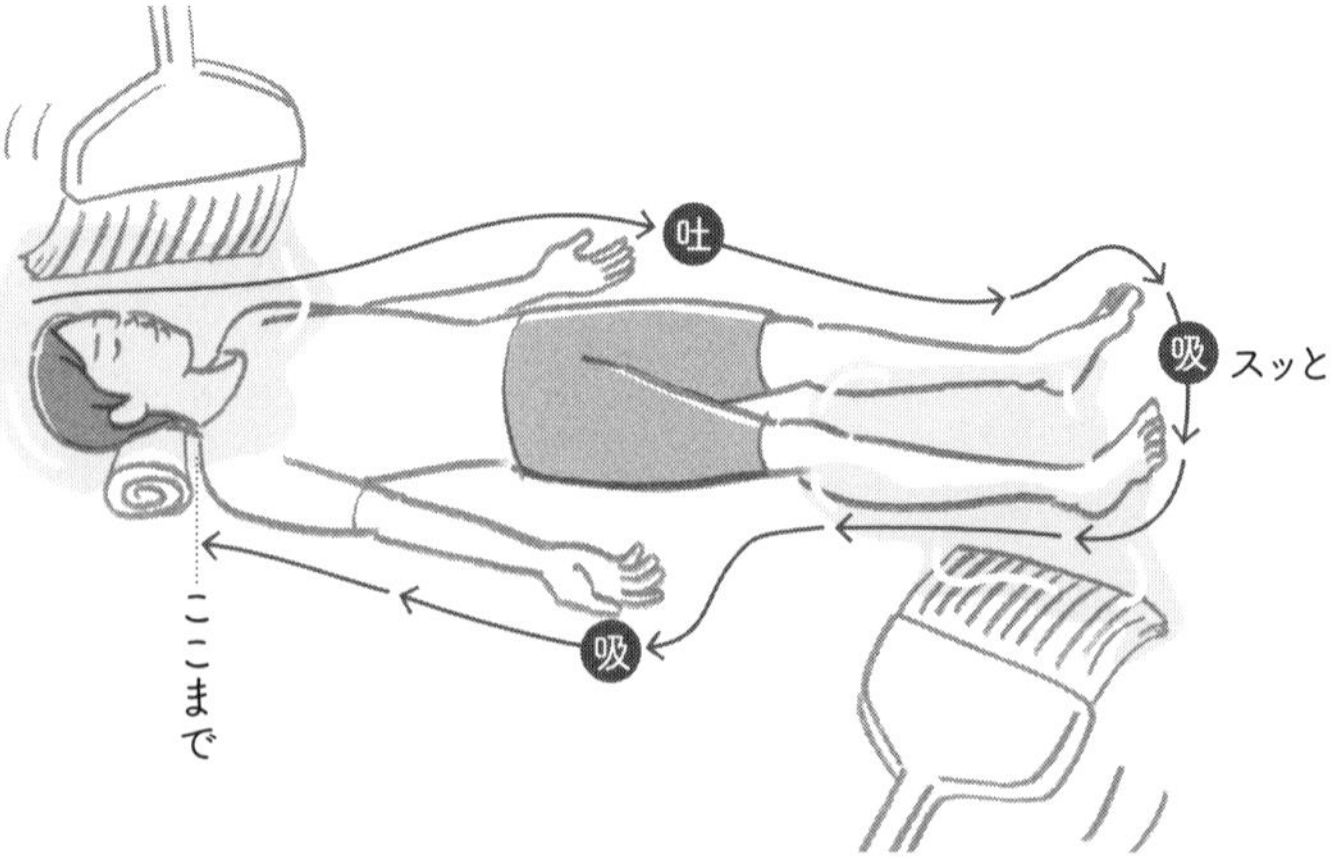

寝ている自分の身体の前面を上から下へとハケでなぞり、足先まで軟酥を塗ります。吸う息で足の裏、踵《かかと》から、今度は身体の背面を、またハケでスーッとなぞりながら肩まで軟酥を塗ります（背面は頭部まで引き上げずに肩までに）。

背面をなぞる吸気では、首と頭部はスキップして、また頭頂から、身体の前面を、息を少しずつ吐きながら顔、首、胸、お腹、鼠径部《そけいぶ》、腿、膝、脛《すね》、足の指先となぞります。ゆっくりと息を吐きながら、少し時間をかけて、前面は上から下へ。吸う息で、足の裏から踵を通ってザーッと背面を、ハケを引き上げるようにして肩まで軟酥を塗ります。吸う息は入ってくる空気を受け取るくらいなので、時間をかけず、スッと軽めで結構です。これを気持ちよく優しい呼吸で、心地よいペースでゆっくりと繰り返していきます。

軟酥は、得も言われぬ香りのする、どんな病も癒してしまう、天然の秘薬です。ご自身のお好きな、とろみのある温かなものをイメージして、ポカポカと温まるイメージも添えて、早速今夜からやってみましょう。腰脚足心ストレッチの寝る編（94頁参照）の後に、布団をかけた状態で行い、そのまま入眠します。朝は行わないようにしましょう。確実に二度寝してしまいます。

不眠症や睡眠障害だという方、夜中に目が覚める方、眠りが浅い、寝つきが悪いという方は、多くの場合、胸式呼吸をされています。日頃から頭を使いすぎて、一方身体はあまり動かさないで、交感神経ばかりが優位でいるような場合、腹式呼吸をすれば、副交感神経が上がってきて、すぐに眠れるようになります。ハケの呼吸で腹式呼吸を練習してみましょう。

3 腰脚足心ストレッチ――内観の法

呼吸法に出会った当初、「内臓をイメージしながらの腹式呼吸」が良いと聞いて実践し、あっという間に調子が良くなった私は、しばらく経ってからそれがフランス式呼吸法ではなく、江戸時代の禅僧の著作、すなわち白隠さんの『夜船閑話』にある呼吸法なのだと知りました。ですから実のところ、当初は「軟酥の法」しか実践していませんでした。しかし「内観の法」にある「腰脚足心」を鍛えるということも、どうにかメソッドとして取り入れたいと考え、『夜船閑話』にあるように仰臥で（寝ながら）できる、呼吸と共に行う下半身のストレッチ（寝る編）を編み出しました。

白隠さんが、「我がこの気海丹田腰脚足心が心の故郷でありお浄土であり、下半身がどっしりしていることが大事である」と説いているように、腰から下の足腰を強くすることが結果として上半身のリラックスを生み、本来自然の人間たるパワーを使える姿勢につながるのだということを、私も深く確信しています。そこで、『夜船閑話』にある呪文のような言葉を唱えるだけではなく、現代に合うスタイルを構築することにしました。また、下半身を〝鍛える〟ことも必要と考え、立った状態で身体の中心を意識するためのストレッチ（立つ編）も考えました。こちらは朝起きてZEN呼吸法をする前に、そして寝る編のストレッチは就寝直前にすることをおすすめしています。私自身も、この2つのストレッチだけは毎日実践しています。

立つ編——起床後のスイッチオン

1まず、マットの前の方に立ち、姿勢を調えます。

1

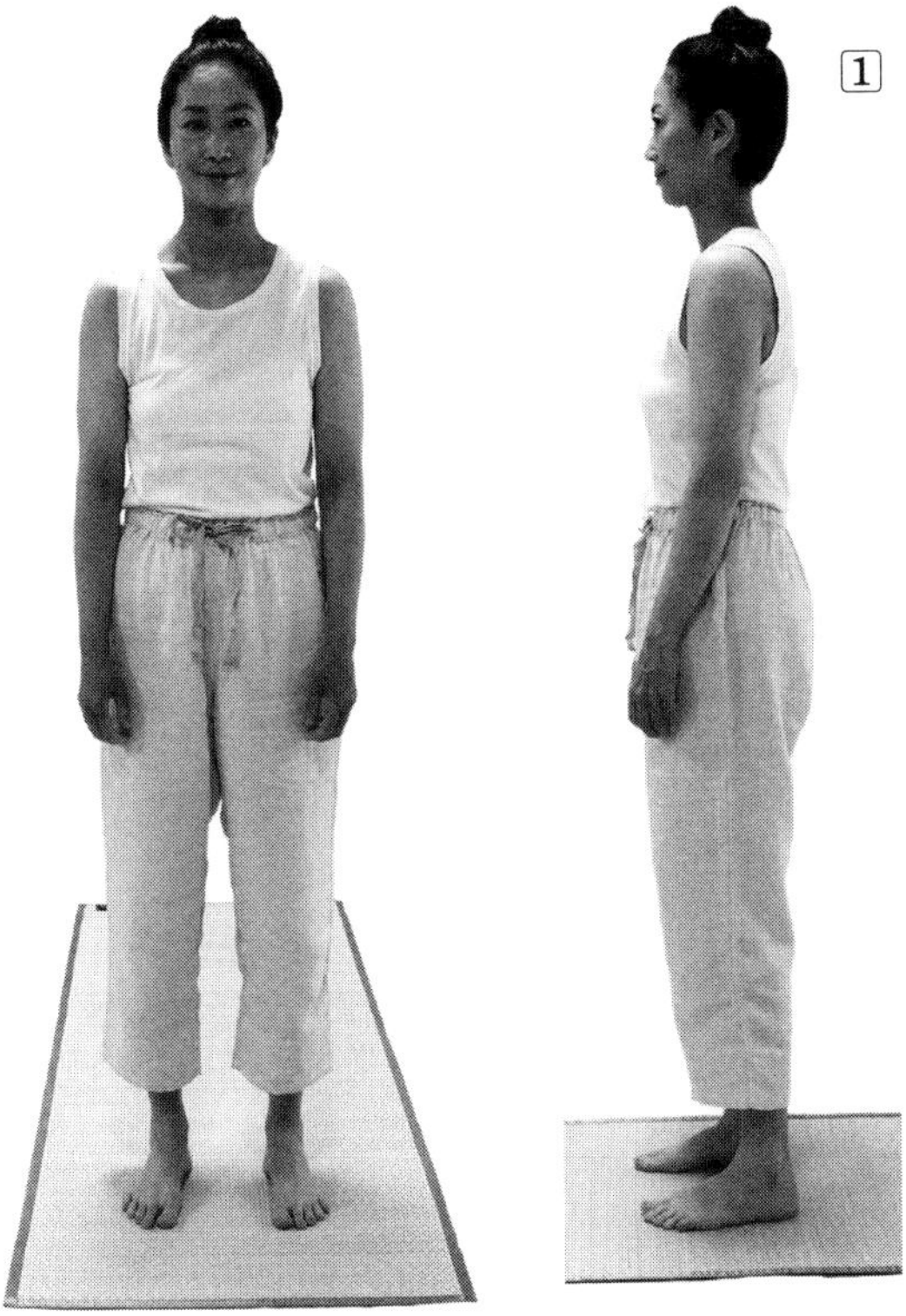

2そこから右足を大きく一歩、後ろに引きます。左足は12時、右足は1時～2時の方向に向け、両足の踵《かかと》の内側がマットの中心線に触れるようにします。（写真は次頁に）

骨盤が右側を向かないようにし、お臍を正面に向けましょう。そして、両手を合わせ、親指を組んで、頭の上に伸ばします。肘は伸ばさなくても大丈夫ですが、仙骨と肋骨を立て、体幹、身体の中心軸、掌の合わさったところを一直線に結ぶように意識

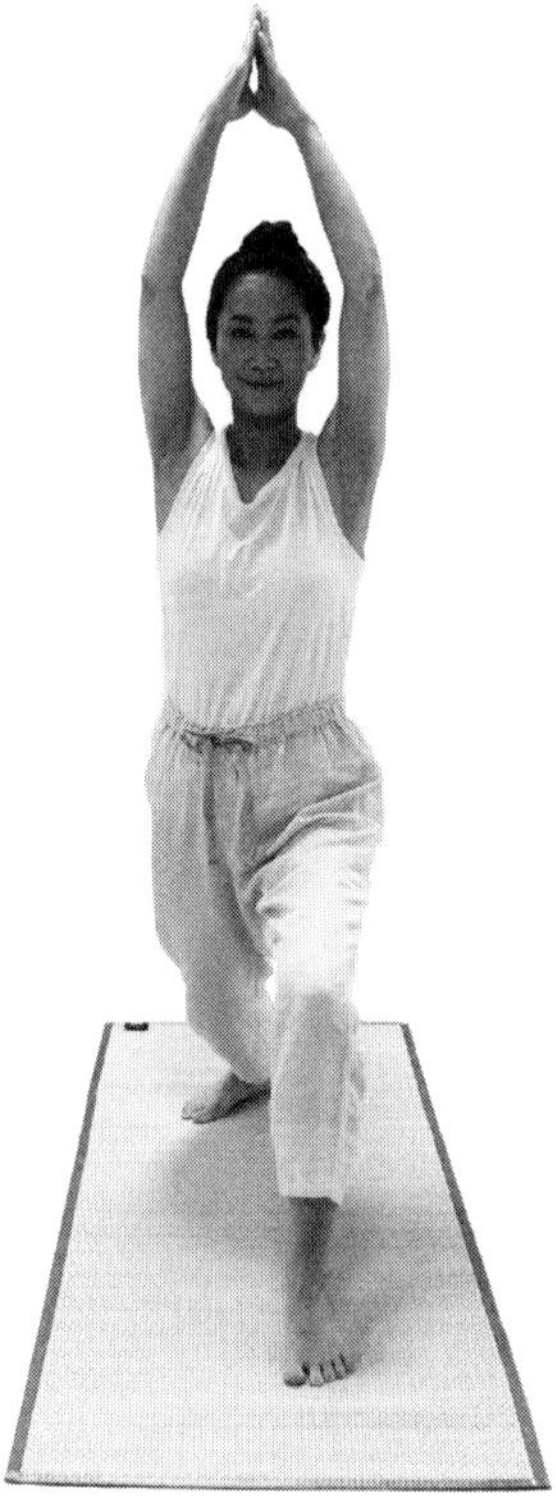

2

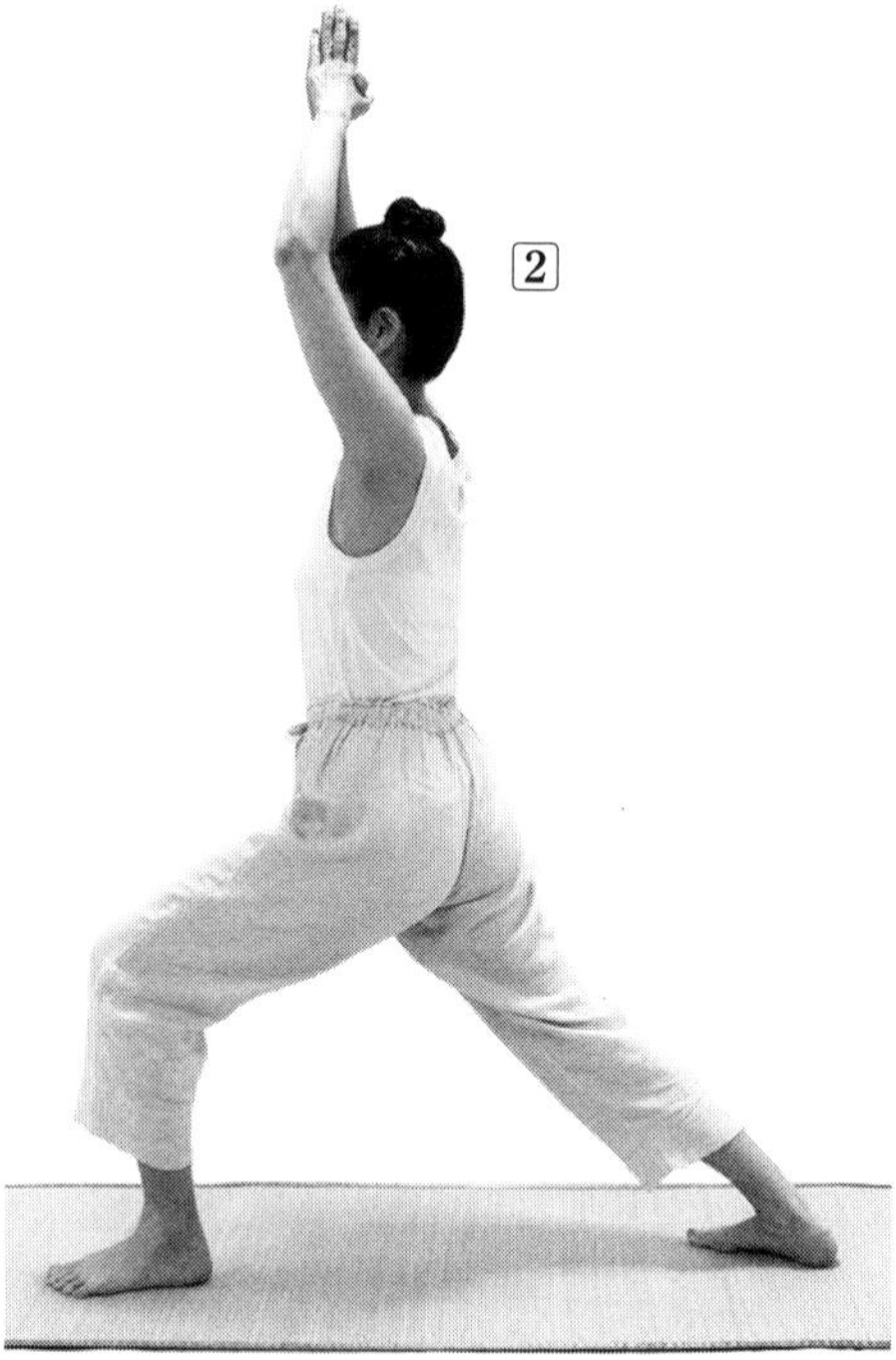

しましょう。体重は、両足に均等にかかるようにします。ぐらついたら中心軸を意識し直し、肚を使うようにしましょう。8秒ほど息を静かに吐きながら、硬いところを伸ばします。

NG例：体幹が曲がっていると、指先は真っ直ぐに天を向きません。体幹を立てることが大切です。

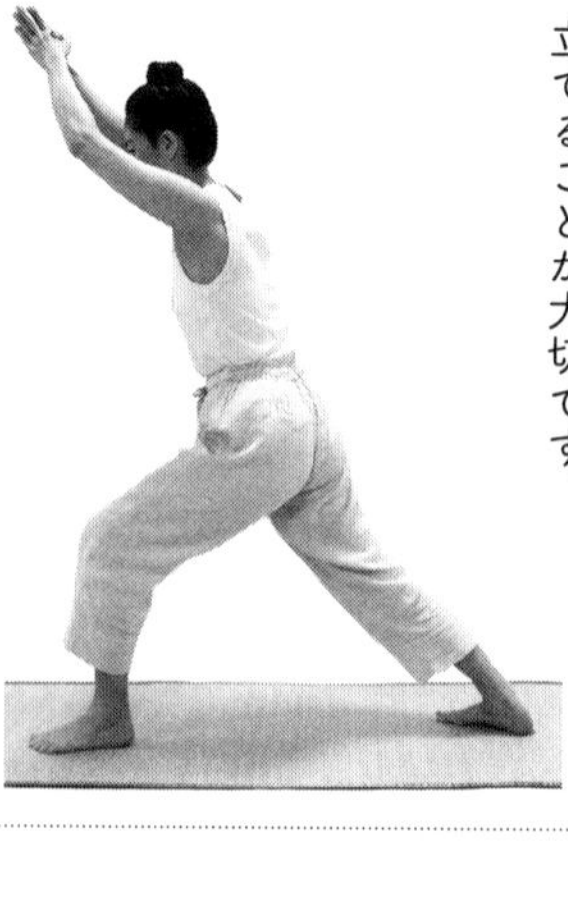

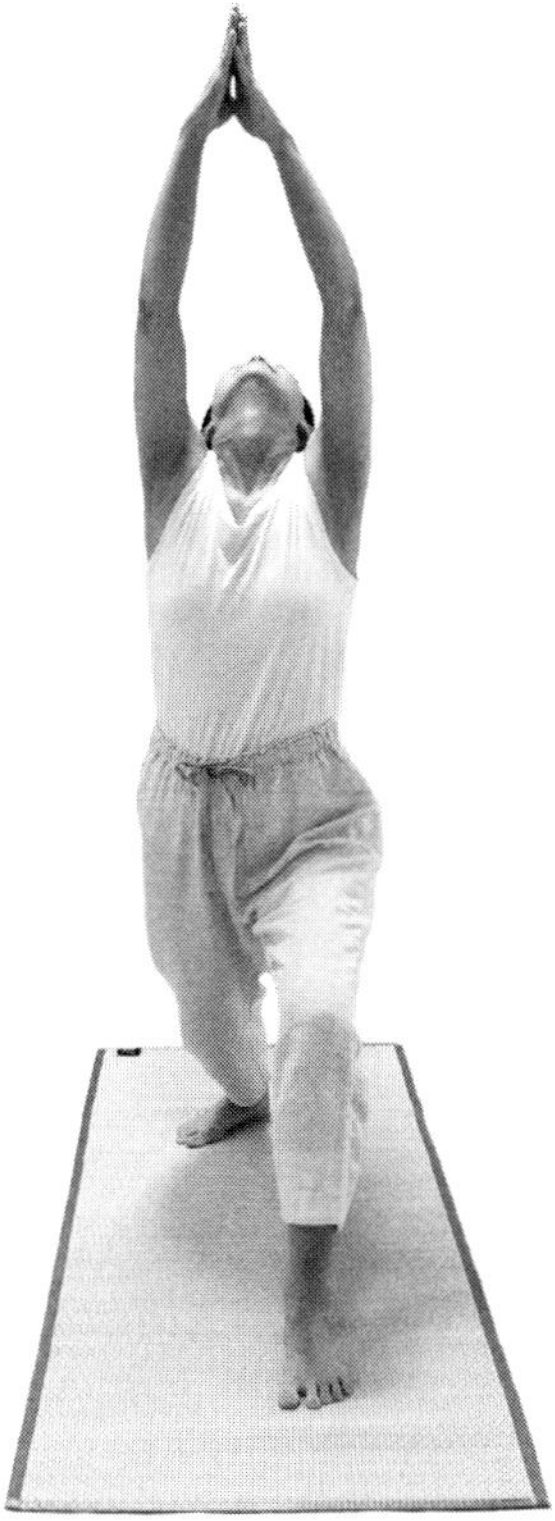

③

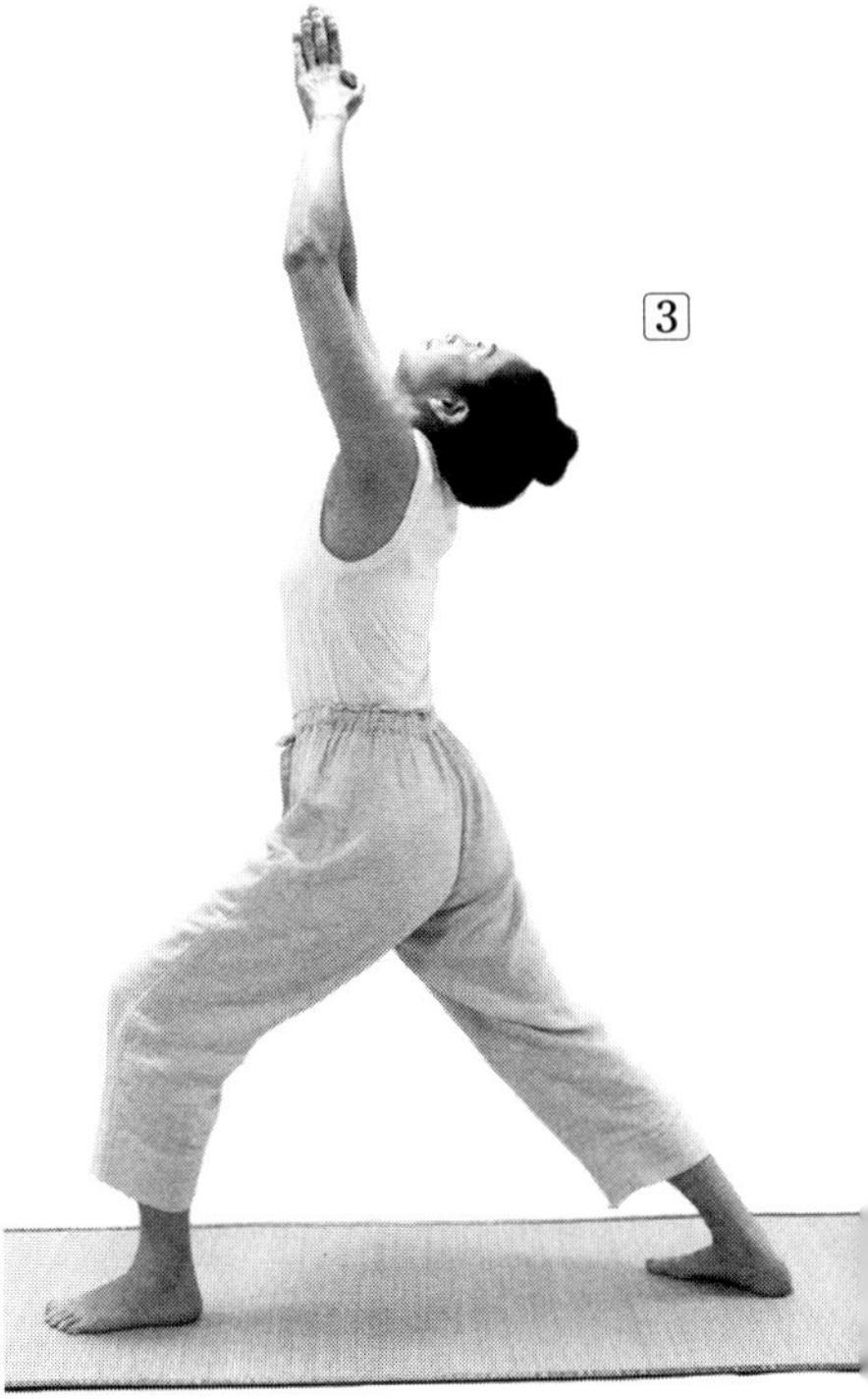

③一息ふんわりと息を吸ったら、天を仰ぎ見るように、頭をカクンと後ろに倒します。顔と大地を平行にして、天を見上げます。ぐらつかないように中心軸を意識しながら、ゆっくりと8秒ほどかけて息を吐きます。8秒間息を吐くことがきついという人は、もちろん途中で息を吸って構いません。

おすすめのポーズ――ご自身の心地よい時間で

このポーズは、北里病院の高平尚伸《たかひらなおのぶ》先生が推奨されているストレッチです（『家でできる超快適ストレッチ』ＫＡＤＯＫＡＷＡ）。中心軸を意識することが「腰脚足心」を鍛えるのにも適しているため、取り入れさせていただいています。最終的には20秒ほど行うことが推奨されていますが、ＺＥＮ呼吸法では自身の心地よさに沿って時間を決めていただいています。

4そこから右足を、さらに遠く大きく一歩後ろに伸ばし、両足先の向きを12時に揃えます。両手は、お椀を掴むような形で、指先をマットにつけて左足の両側に置きます。左膝は90度に曲げます。体重は両足裏に均等にかけ、右の踵《かかと》で後ろの壁を蹴るような、マットを前後に引き裂くようなイメージで、後ろ足の膝裏を伸ばします。この時も中心軸を意識し、脚の力で体重を支えます。上半身はあくまでもリラックス。ポーズが取れたら、8秒ほど息を吐きます。

手には体重をかけず、両手はいつでもマットから離せるようにしましょう。

5そのまま上体を起こし、後ろに伸ばしていた右膝、右足の甲を床につけます。

恥骨を前に押し出すようにして右鼠径部《そけいぶ》を伸ばし、上体は少し後ろに反るようにして、さらに鼠径部と恥骨を前方に押し出し、股関節が伸びるのを感じます。

両手は腿の上に、顔は正面を向き、肩は楽にリラックスしましょう。伸びているところ、硬いところに、吐く息を送ります。8秒ほど息を吐きます。中心軸の意識も忘れずに。

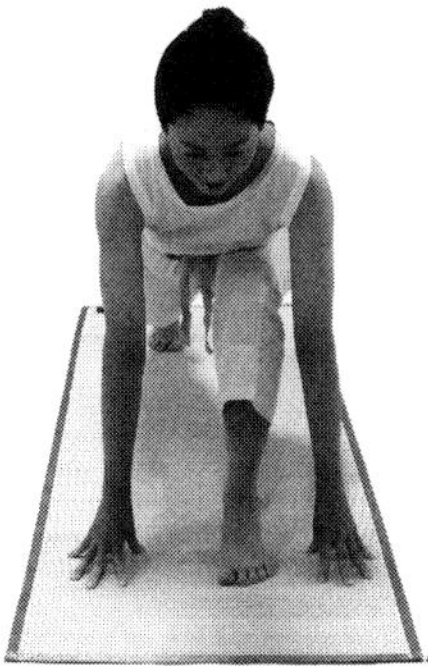

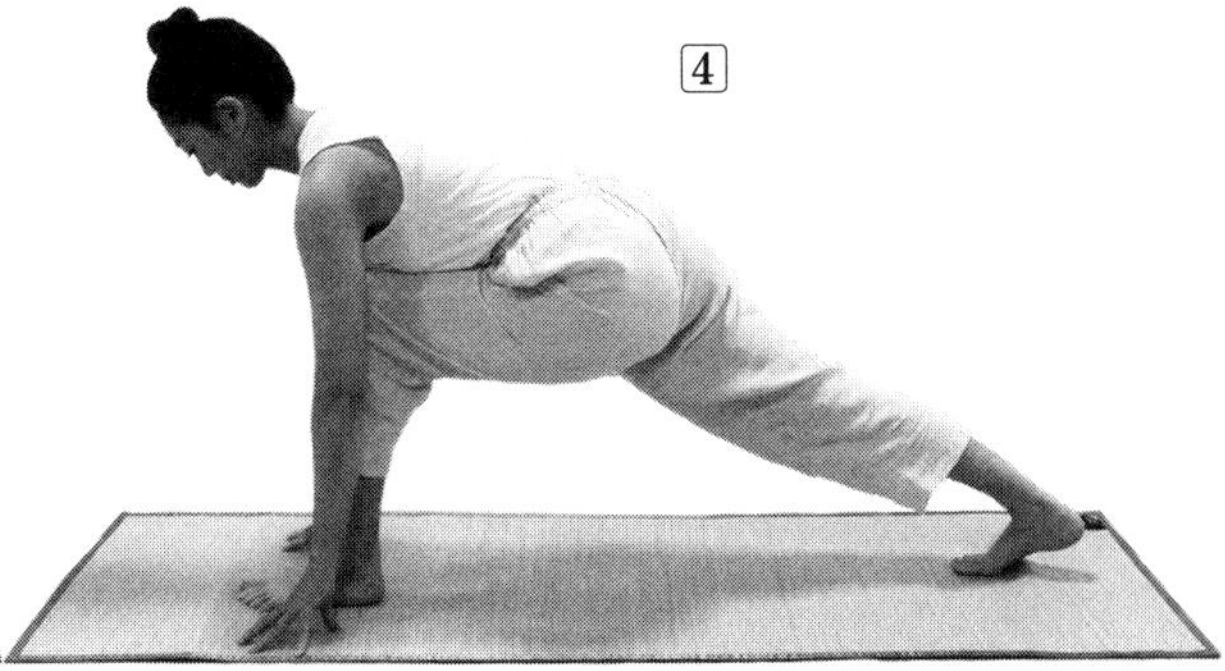

4

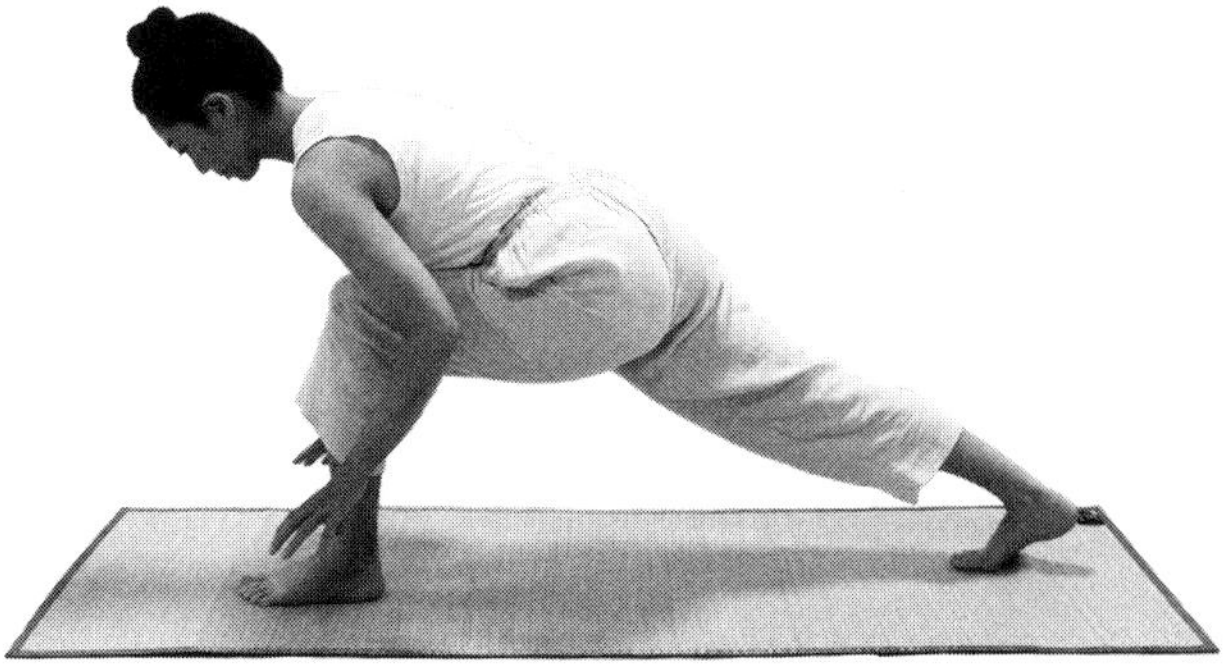

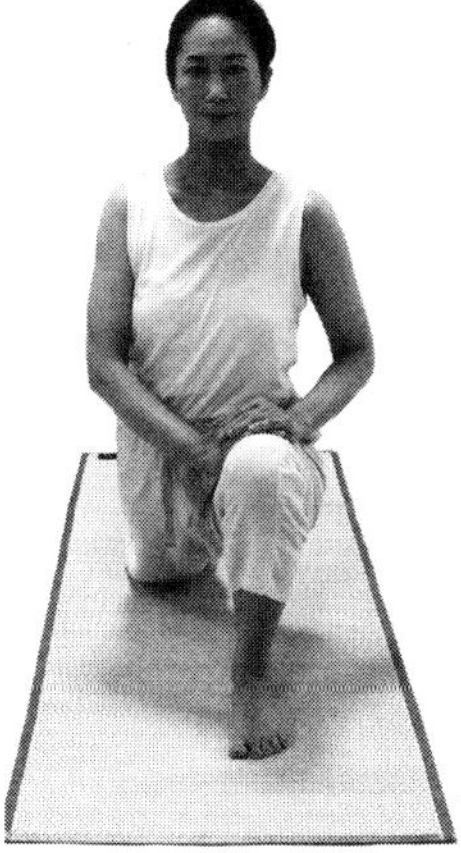

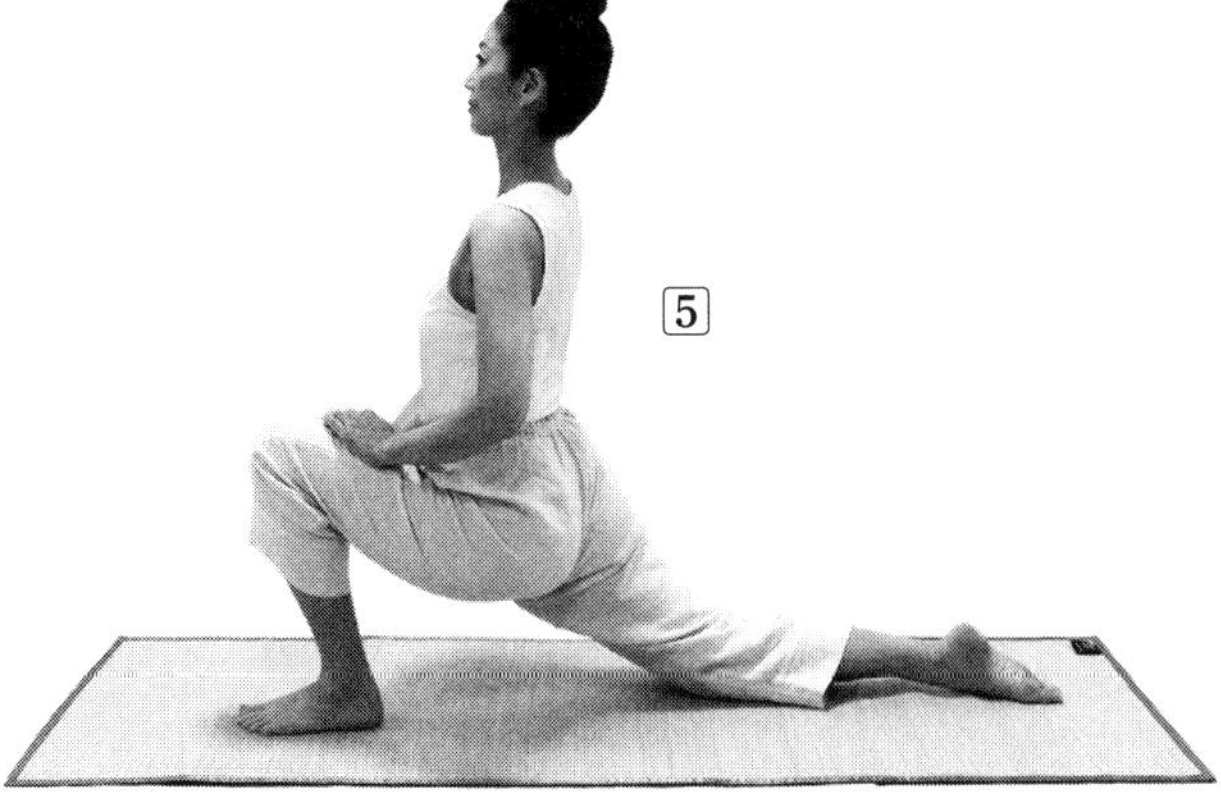

5

6

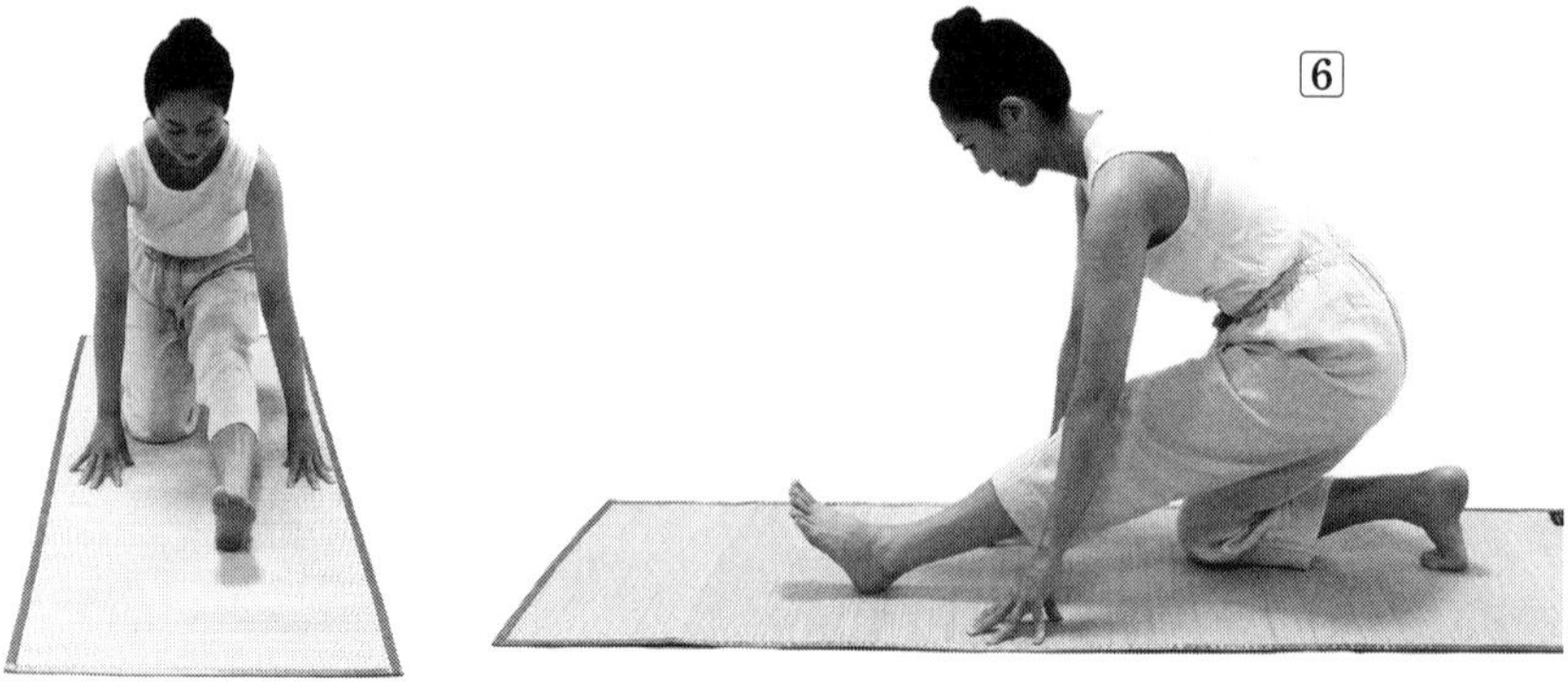

7

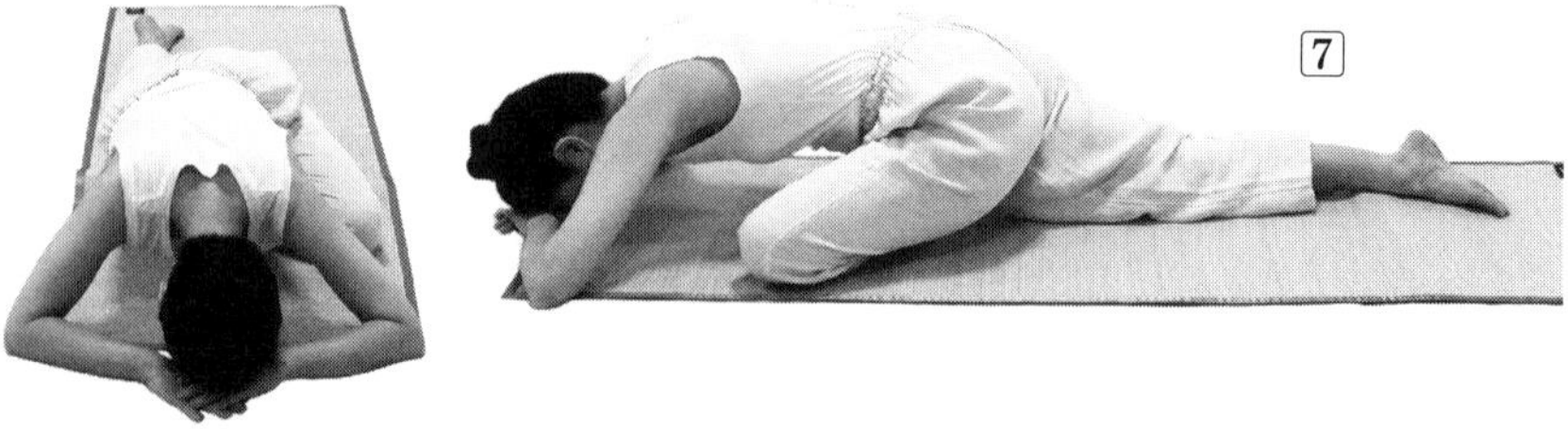

6 次に、両手は左脚を挟んで床につき、後ろへ手を歩かせて、右足の指は立てます。お尻は後方へ引き、曲げていた左脚の裏側をできるだけ伸ばします。お尻をさらに後ろに引き、伸ばした左腿の裏側を、息を吐きながら伸ばします。

　お尻を気持ちよく左右にゆっくりと振って、脚の裏側のどこが硬いのかを、8秒ほど息を吐きながら観察しましょう。

7 手の指を前に歩かせて、左手を左足の外側につきます。左膝を曲げ、右手で左足の甲を取り、右側に引き寄せます。

　左脛の内側に真上から乗るように、まずは両肘を肩の下につきましょう。余裕のある人は、身体をうつ伏せて、真ん中で重ねた手の甲におでこを乗せます。8秒ほど息を吐きましょう。

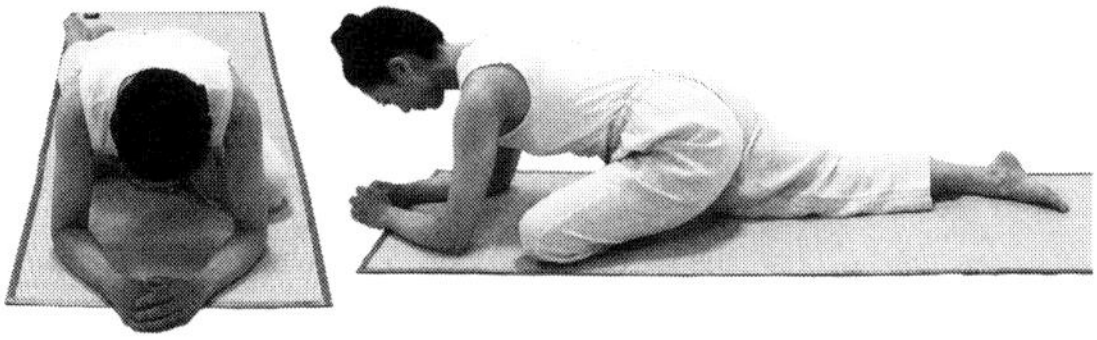

脚の横側や裏側、またはお尻が張って痛い人は無理をせず、肩の下で両肘をついたところでストップ。癒着して硬くなったところに、じっくりと吐く息を送ります。私も最初はこのポーズがまったくできませんでした。無理はせず、徐々にゆるめていきましょう。

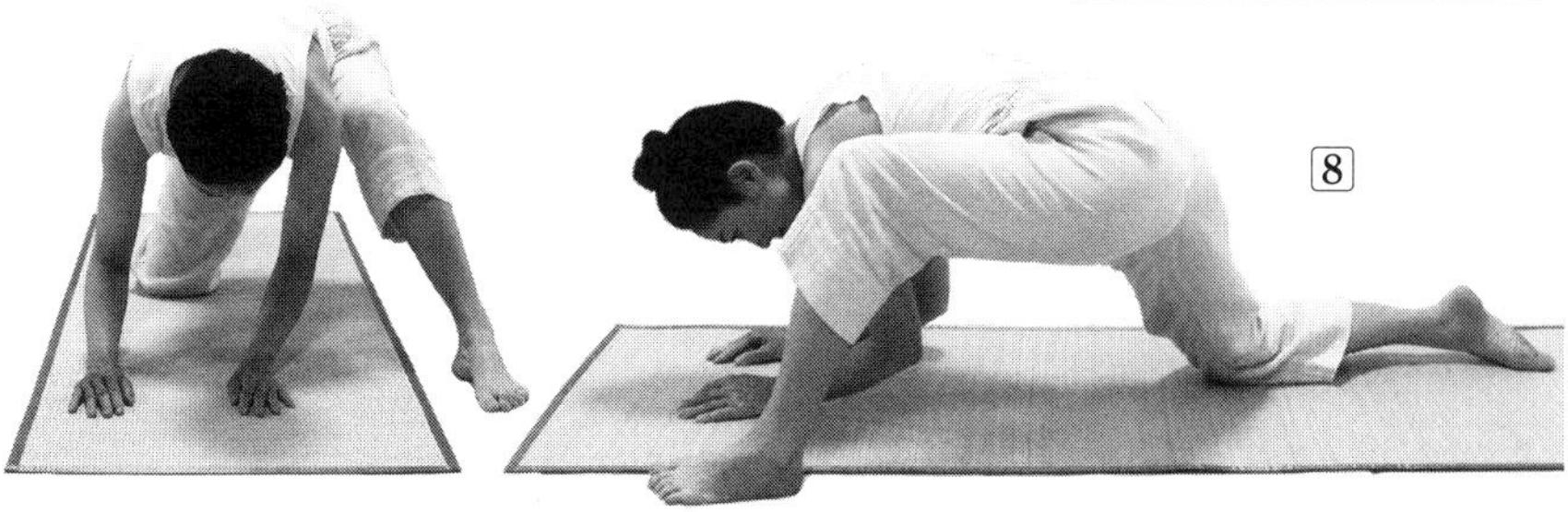

8

8最後に、手をマットに着いて歩かせて身体を起こし、左脚を左手でマットの外に出します。左脚は両掌と横に一直線になるように置き、左膝を外に倒して、両肘を床に着けるように伸ばします。着き方には個人差があるので、良い加減を探しましょう。どこが硬いのか、突っ張っているのかをよく観察し、硬いところや痛いところに8秒ほど吐く息を送ります。

左脚を後ろに戻し、正座をしながら上半身は床へ、両手は床で万歳（いわゆるヨガのチャイルドポーズ）で一休みし、ストレッチした左側とまだしていない右側の差を観察しましょう。

この一連の流れを、反対側も同様に行います。

寝る編——就寝前のリセット

まずは仰向けに寝て、背中と床の隙間の空き具合を確認しましょう。掌一枚分よりも空いていたら反り腰ということです！　両膝を立てて、背中の隙間が埋まるように試してみます。その後、両足を伸ばしてリラックスします（「ハケの呼吸」の2、83頁参照）。

後頭部から順に、身体の接地面の感覚を確認していきます。肋骨の「鳥かご」や背中の下部を大地に押しつけるようにすると、隙間が埋まっていきます。掌は上向きに、脇から拳一つ分あけて床に置きましょう。両足は腰幅くらいに開きます。

また、ストレッチの間は常に、以下3点のポイントを意識して行っていきます。

①両膝を立て、背中の隙間をできるだけ無くします。隙間が小さい方が、肋骨が立ち、より自然な寝る姿勢になります。

②鼻のてっぺんとお臍を結ぶ中心線を保ちながら行います（縦のライン）。

③左右の肩は下げ、高さを真っ直ぐに水平に保ちながら行います（横のライン）。また、このラインが縦のラインと十字になるようにしましょう。

1はじめに、腿からお尻にかけての筋肉を伸ばします。

両膝を立てたら、左脚の脛を両手で抱え、右脚は真っ直ぐに伸ばします。そして、息を静かに吐きなが

1

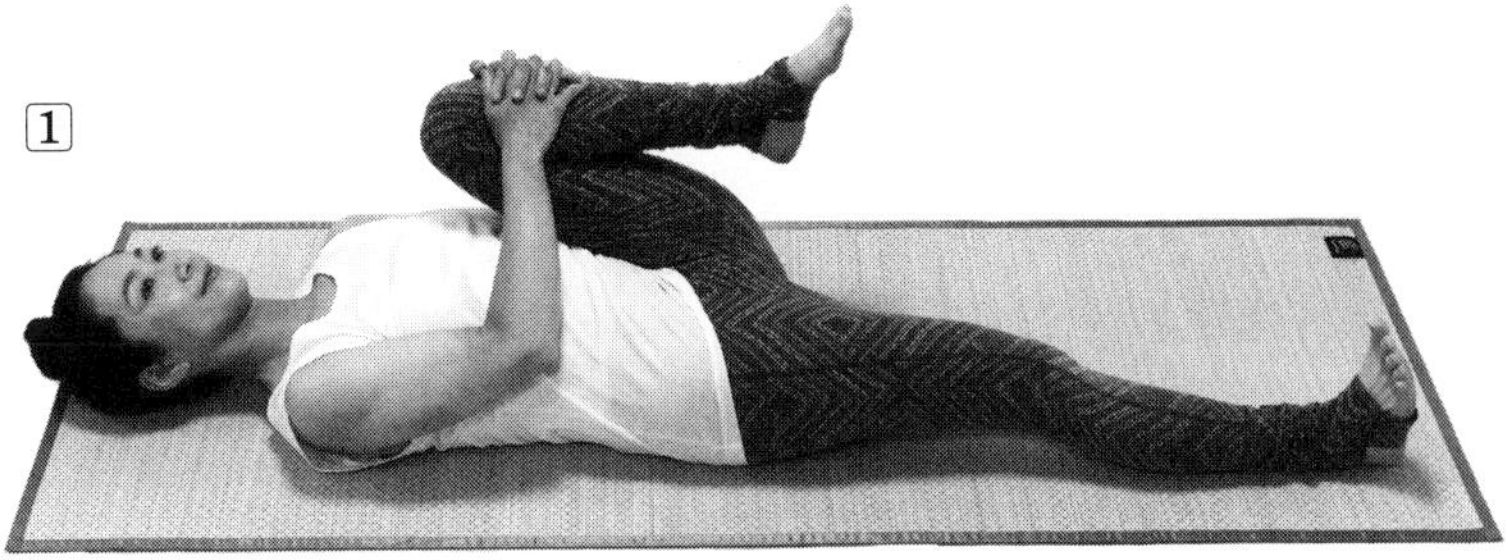

2

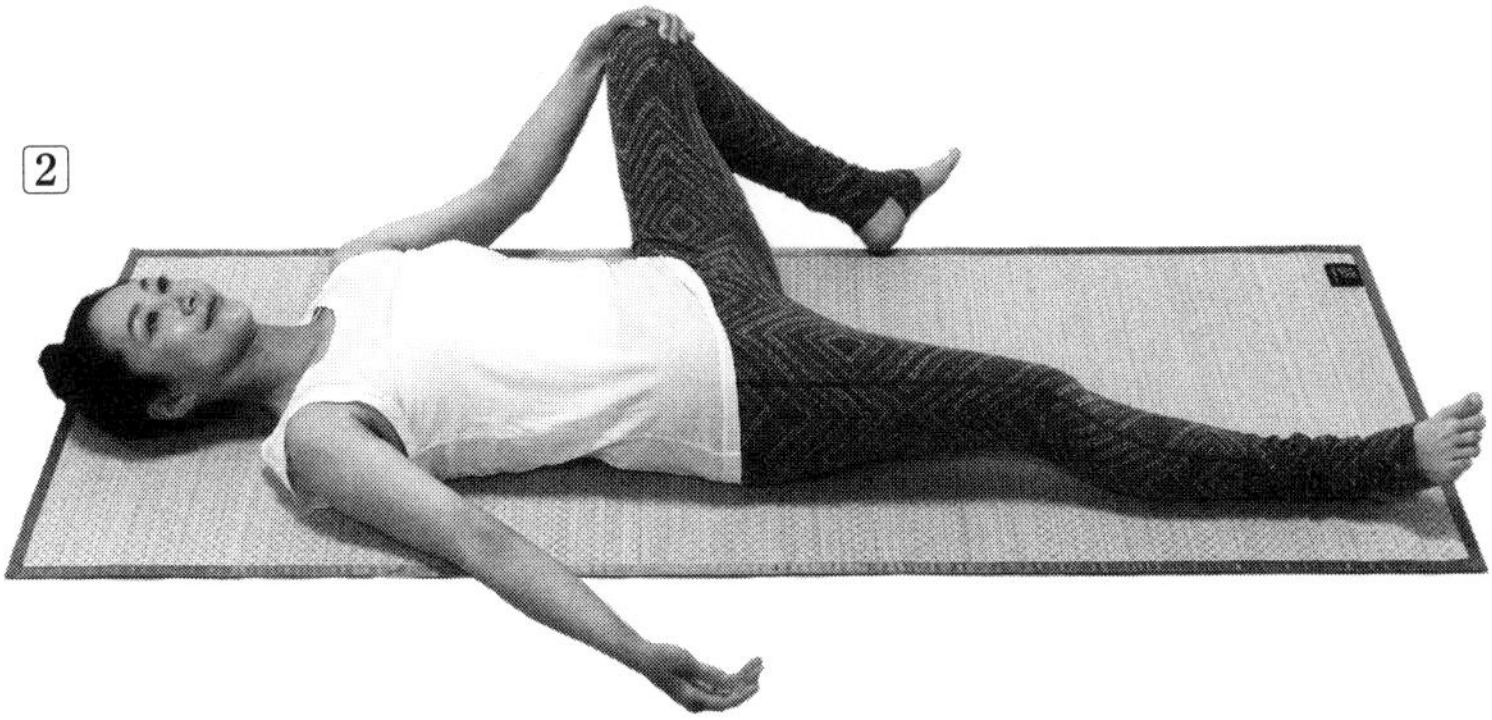

ら、左腿を胸の方に引き寄せます。この時に肩に力が入りやすいので、引き寄せた後に必ず肩の力を抜きましょう。

2続いて、股関節をゆるめます。

右手は体側に戻し、左手は脛から膝へとスライドさせ、膝を外側から抱えます。息を吐きながら、ゆっくりと股関節を開いていきます。右のお尻が床から浮かないところでストップし、足先や足の横など、床につくところはつけます。腿の内側を意識して、吐く息で鼠径部の硬いところや痛いところをゆるめるイメージで行いましょう。顔や肩が曲がっていないか、はじめの3つのポイントを確認します。

3

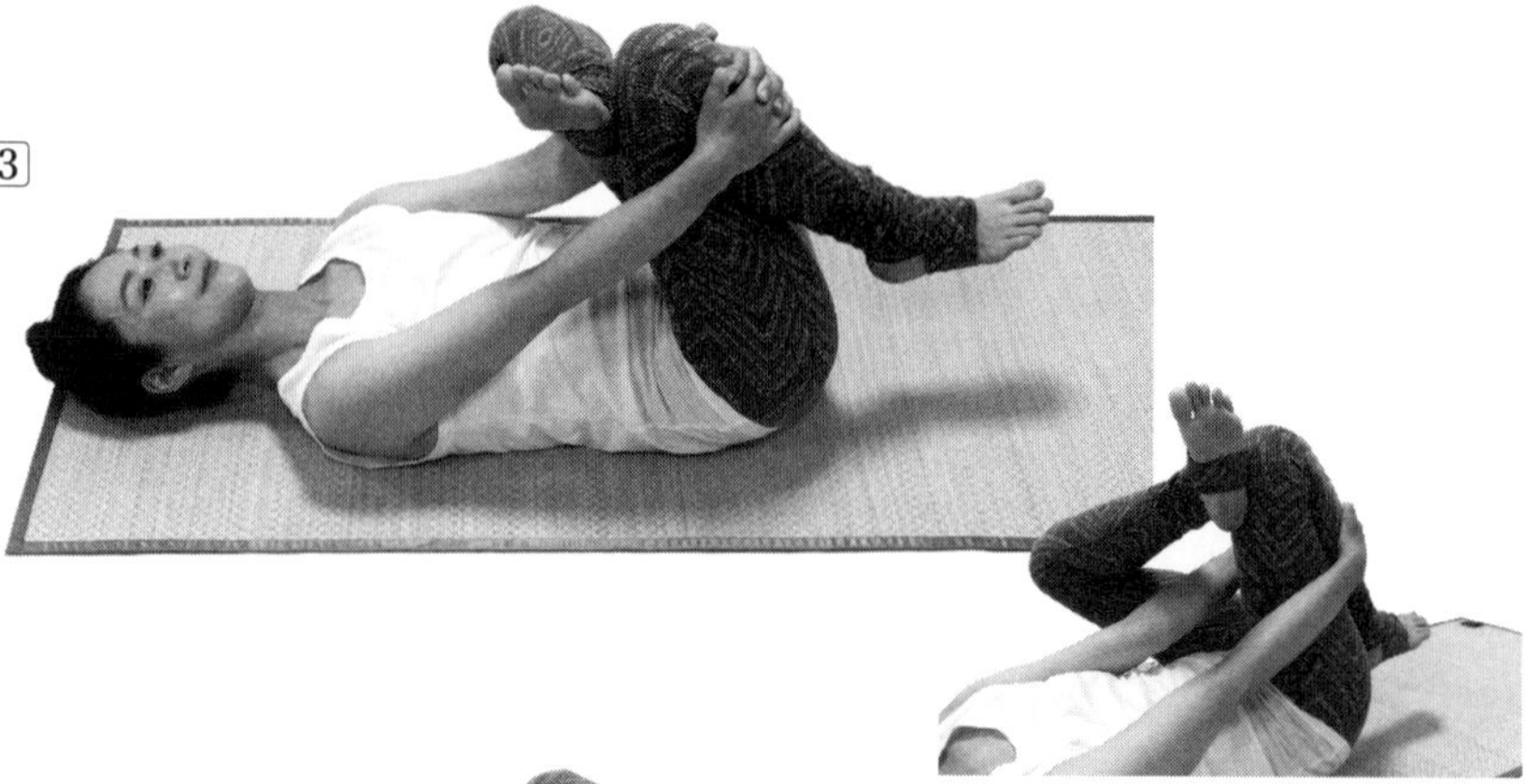

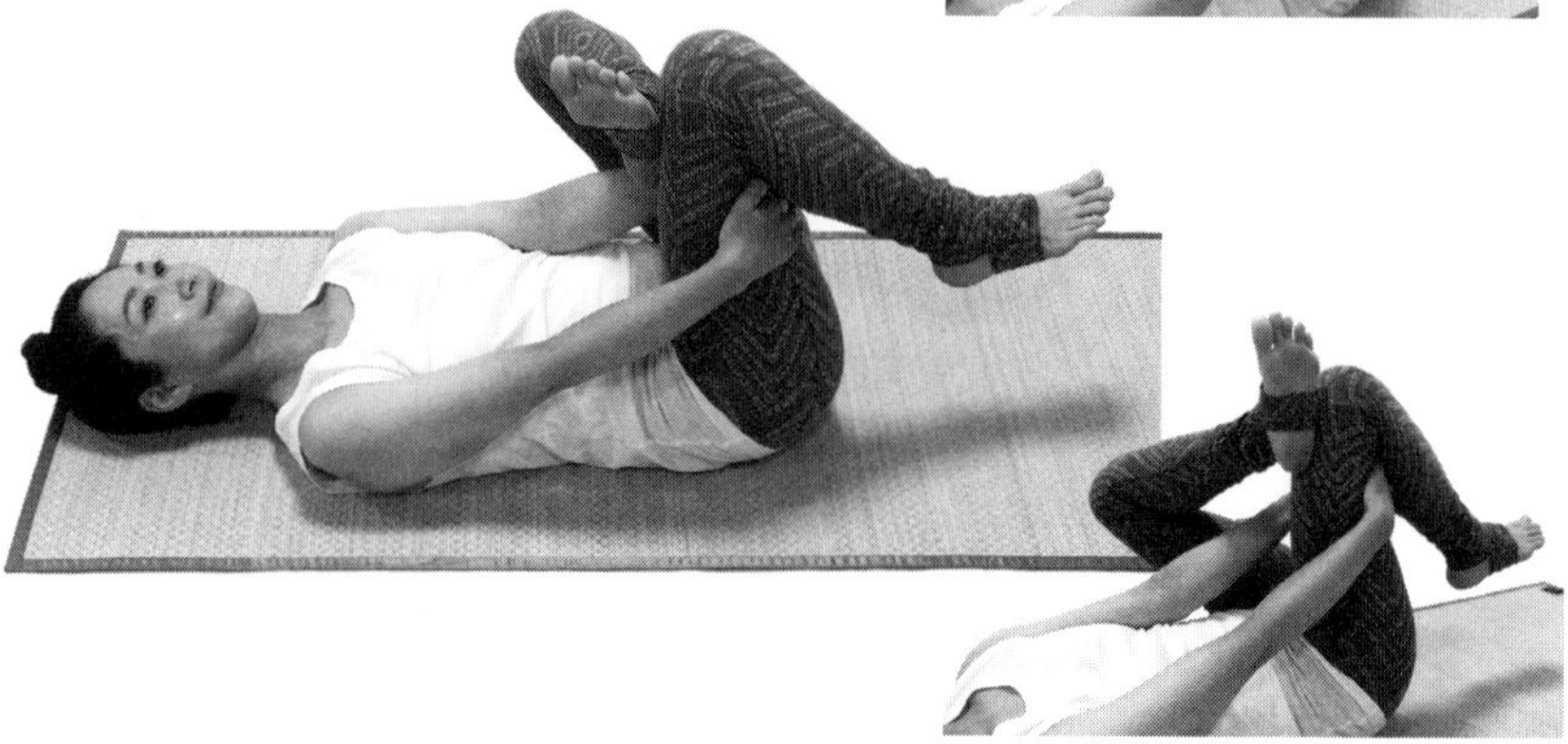

3さらに、お尻と、腿の横と裏側を伸ばしていきます。

開いていた左脚を、曲げたまま身体の正面まで戻したら、そのまま右膝を立てます。そして立てた右膝の上に、左くるぶしを乗せます。

左手は脚と脚の間から差し入れて、右手は外側から回して、両手で右脛を抱えます。脛を抱えるのが難しいという人は、腿の裏側でも結構です。

息を吐きながら、右腿を胸に引き寄せましょう。左膝は反対に遠くに押すイメージで。この時、肩に力が入りやすく、顎が上がりやすいので、気をつけながら、決して無理はせず、硬いところが伸びているのを感じられればOKです。そこに吐く息を送りましょう。また、硬いところをよく観察して「のる竹」で癒着をは

4

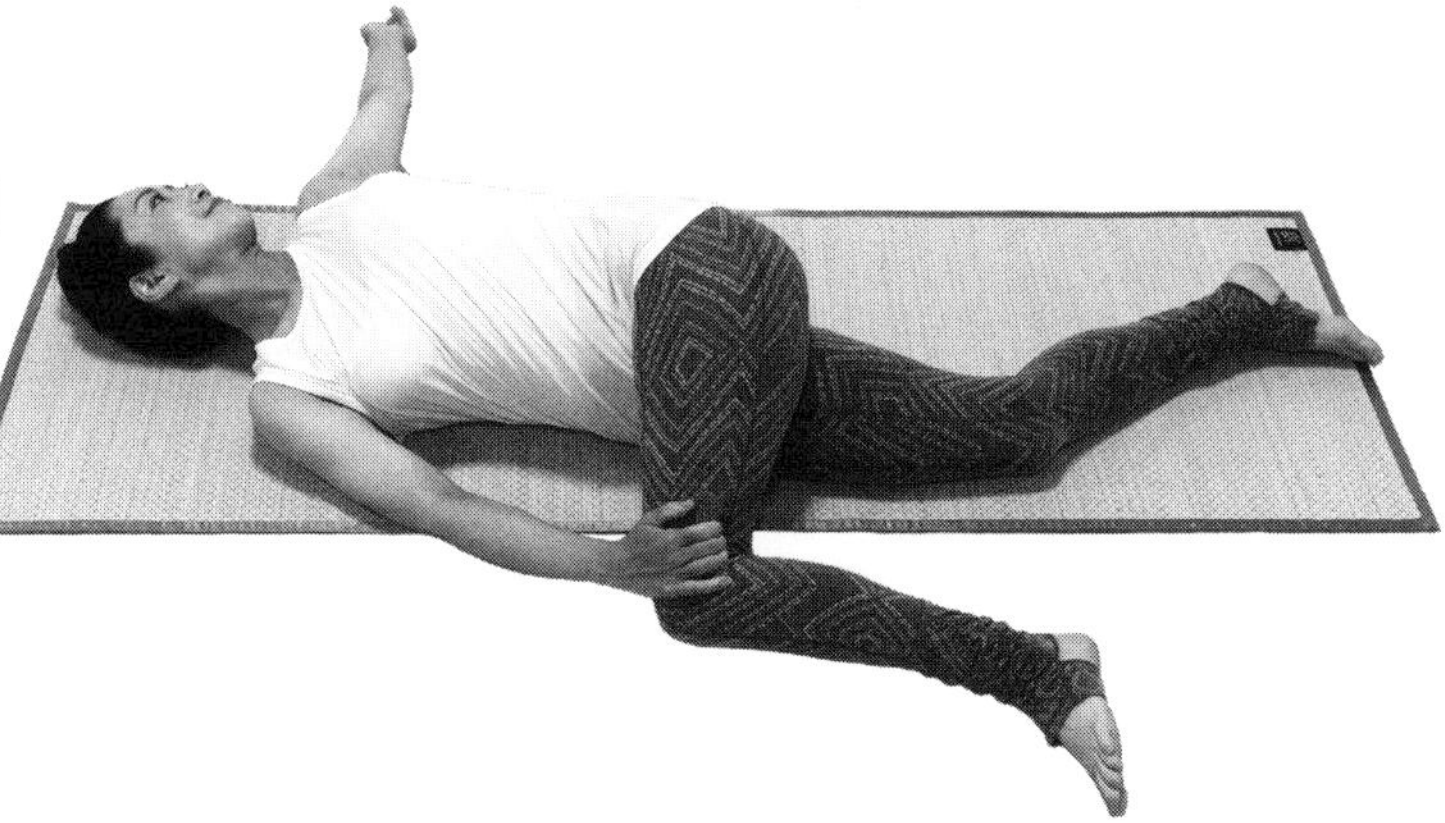

がしていきましょう。

4 身体のサイドを伸ばすひねりのストレッチをします。

股関節のストレッチが終わった時の状態になり（開いていた左脚を曲げたまま身体の正面まで戻し）、右脚は真っ直ぐに伸ばします。

右手で、左膝を外側から取り、息を吐きながら、右側に左膝を倒して、身体を大きくひねります。左手は肩のライン上に伸ばし、掌は上に向け、目線は左手の指先です。左側の肋骨と腸骨（骨盤の両側に広がる蝶の形をした骨）を引き離すように、左脇を伸ばします。それから膝を前に押し出し、肩を後ろに引いて、脇をさらに長く伸ばしていきましょう。

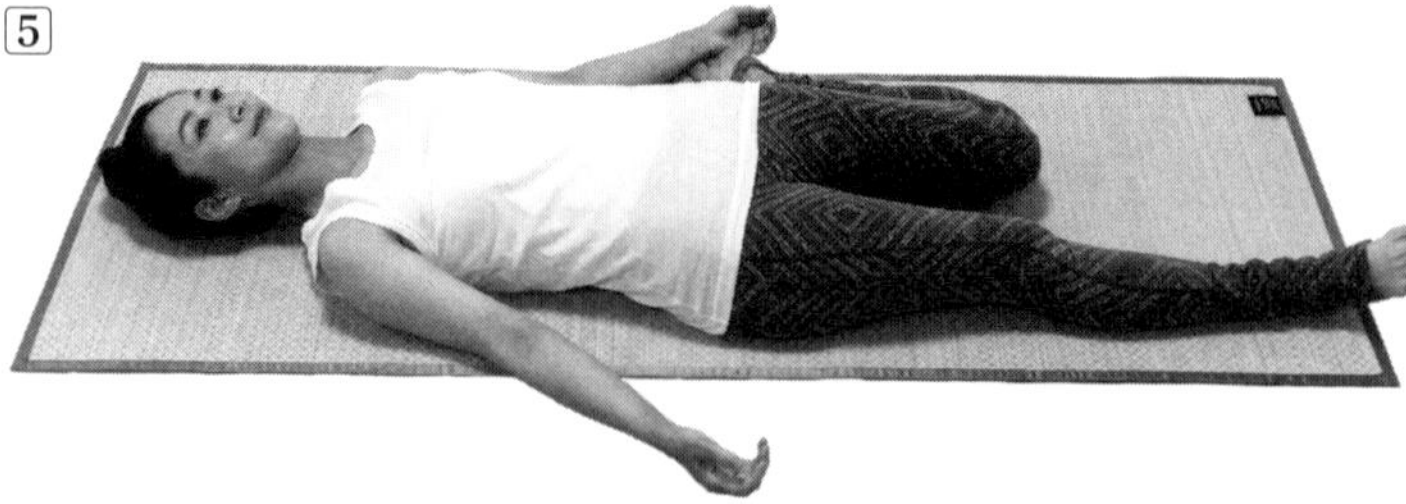

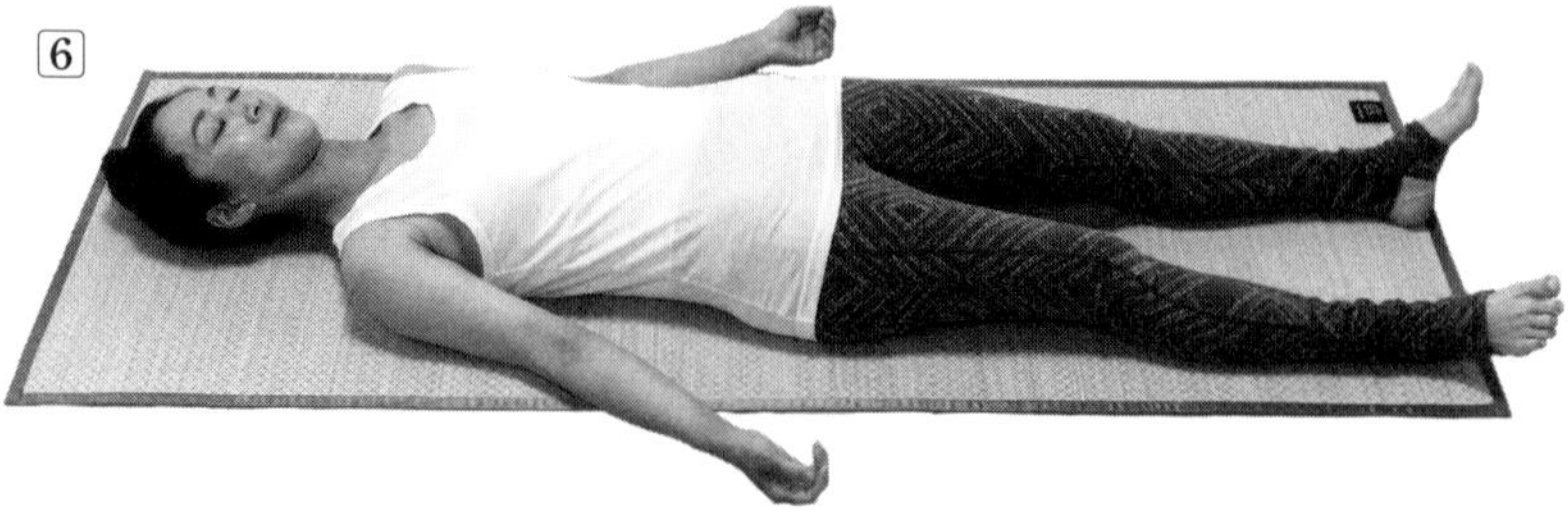

5続いて前腿を伸ばしゆるめましょう。

ゆっくりと左膝を中央に戻します。左足首を左手で取り、膝をできる範囲で曲げ、お姉さん座りのような形で、前腿を伸ばします。この時、背中が反ってくるので、吐く息で肋骨を下げ、隙間を埋めていきます。30秒〜1分間かけて、吐く息で痛みや詰まりを手放していきましょう。

6最後に、左右の違いを確認します。

左脚を伸ばし、お臍から脚が生えているようなイメージで両脚を長く感じながら、内、外、内、外と、脚で踵を支点にバイバイするように大きく振ります。動きを止めたら、ストレッチした左半身と、まだゆるんでいない右半身との差を感じましょう。

身体の背面の接地面はいかがですか。左脚、また上半身も左だけが、ベターっと大地に着いているように感じられるかもしれません。重たさや長さ、また背中の隙間はどうでしょうか。左側だけが最初よりも埋まっているかもしれません。

反対側も同様に行い、そのまま寝てしまいます。

「腰脚足心ストレッチ（立つ編）」の一連の流れは、ショート動画でも紹介しています。ぜひご参考になさってください。

4 のる竹ストレッチ——積年の癒着をはがす

姿勢づくりやストレッチを「硬くて無理」「そんなことできない」と諦める前に、「のる竹《だけ》®」で全身をゆるめていきましょう。今や世界中で多くの人が全身ガチガチですが、自然な状態は柔らかいものです。本来のしなやかさを取り戻していきましょう。

手始めに、脇の下に「のる竹」を置いて完全に横向きに寝ます。手は真っすぐに伸ばし、頭はその腕にカクンと乗せます。上の脚の膝を立て、伸ばした下の脚の後ろに置き、その脚で「のる竹」を上下にコロコロと、１㎝ほどで構いません、息を吐きながら転がします。

はじめは乗っただけで激痛が走ると思いますが、ひたすら鼻から吐く息を痛いところ、硬いところに送ります。筋肉は吐く息でゆるむので、しばらくしたら少しずつコロコロと動かしてみましょう。吐く息と共にだんだん痛みが取れてきたら、上の胸を天に向けるように少しずつ開いていきます。

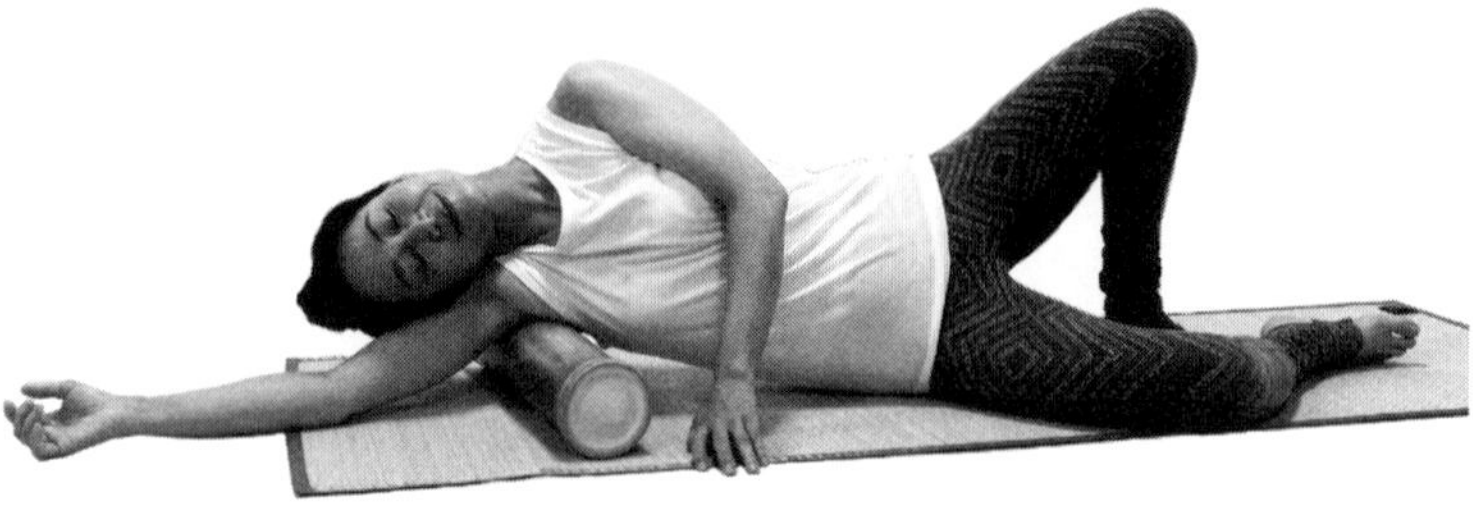

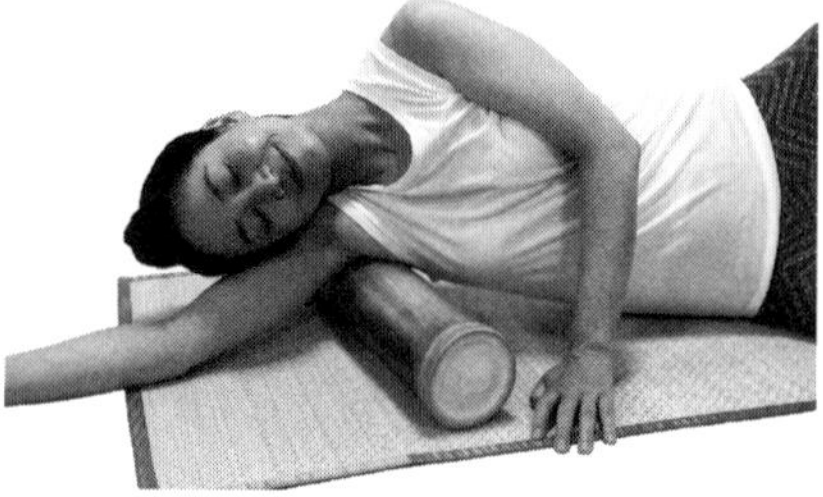

片側を2分間ほどやった後は、鏡に向かって正座をし、両手を上げてみましょう。肩甲骨の周囲がほぐれた方の腕は耳に近づき、高くまで楽に上がります。この違いに最初は驚かれることでしょう。まるで焼く前のフランスパンと焼いた後のフランスパンほどの硬さの違いがあります。皮膚と筋肉がくっ付いていたから、ゆるまなかったのです。いくらやっても伸ばせなかった理由を知れば、もう大丈夫。

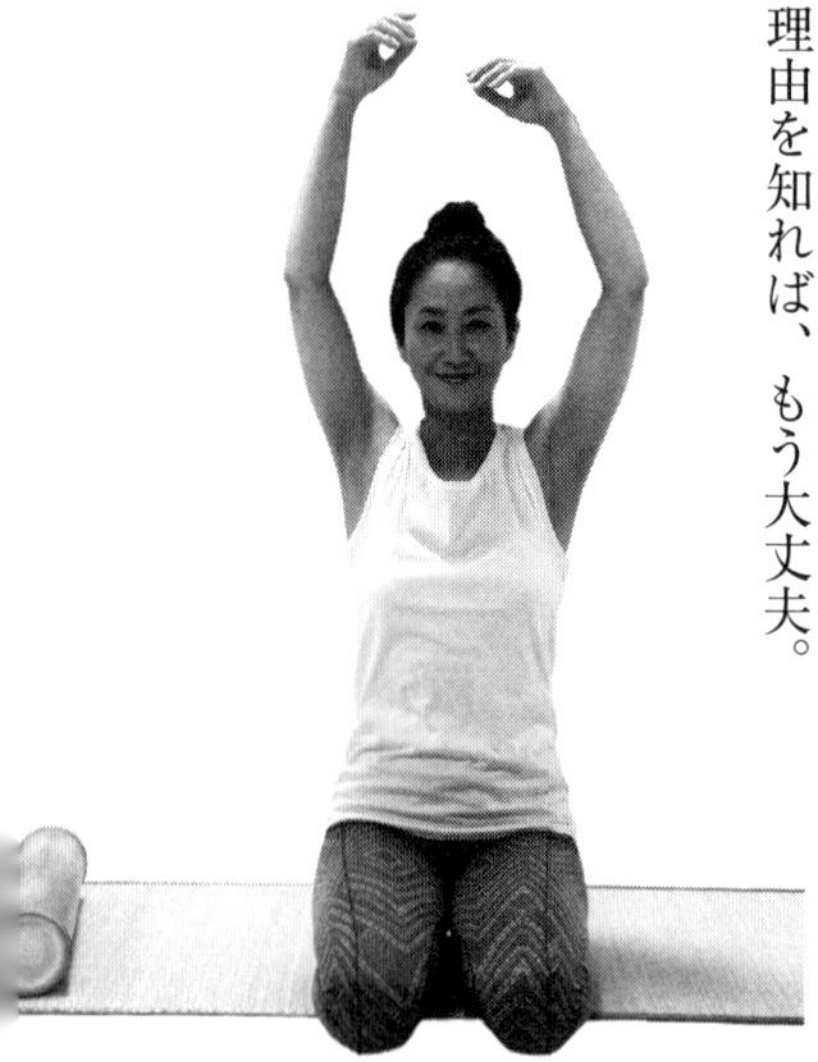

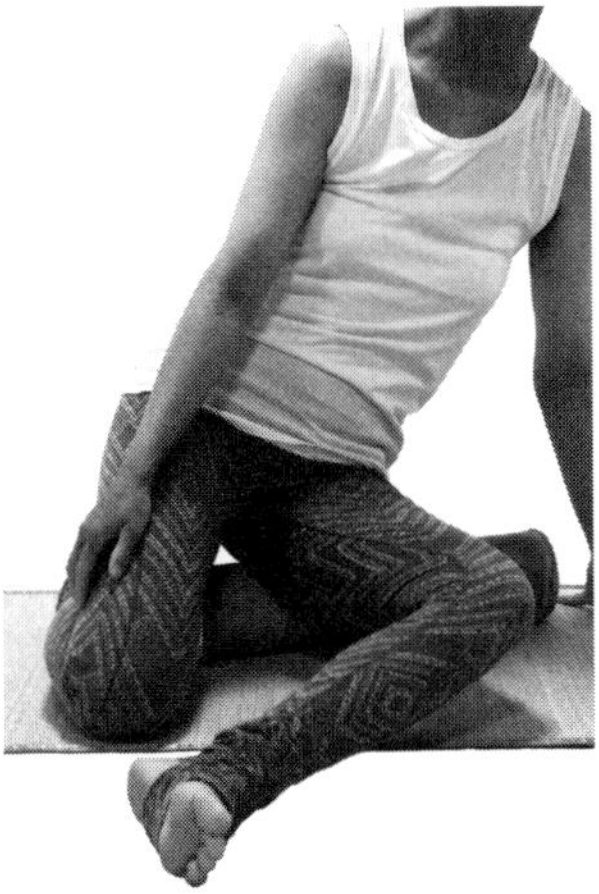

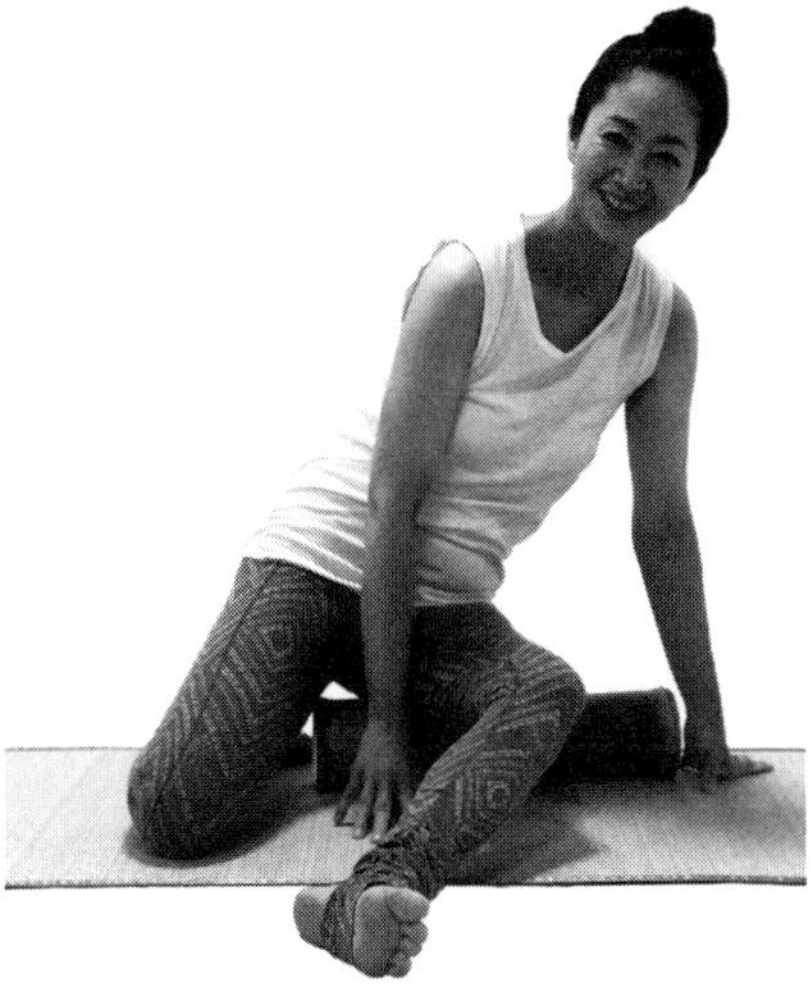

反対側も同様に行います。日頃から力が入っている状態に慣れてしまうと、力が入っていることさえわからなくなってしまいます。自分では特に力をいれていないつもりでも、力が抜けてみて初めて、力を入れていたことに気づくのです。

続いて、太腿の裏や横にも「のる竹」を入れて、上から座ってみましょう。痛いところが癒着箇所です（皮膚と筋肉が癒着していないところは、痛くありません）。

こうして全身の、筋肉の内側でビーフジャーキーのようになっている、ガチガチ筋肉の積年のコリにアプローチしていきましょう。コリの塊は、表面ではなくもっと内側にあるため、人の手で揉んでもらうくらいでは届かないのです。

指先で行うマッサージと比較した際、「のる竹」は、竹の大きな面で皮膚と筋肉の癒着を剥離することが目的であり、しかも自重で強さを加減することができるので、「揉み返し」が起こらないというメリットもあります。「もっと強いほうがいいな」や、逆に「これ以上やったらまずいな」という感覚は、当たり前ですが自分にしかわからず、他の人とは違うものです。

「のる竹」に関してはYoutubeのzenkokyuチャンネルにて動画を沢山あげています。ぜひご参考になさってください。

二人でやる「のる竹」肩ほぐし

「のる竹」を使うと、ほとんどすべての身体の部位を自分で緩めることができますが、唯一肩の上部だけは、誰かに上から「のる竹」をしてもらうことで剥がれやすい箇所です。

座っている人の肩の上に「のる竹」を置き、誰かがその上に両手を乗せて体重をかけながらコロコロし、カヌーのオールのように動かすと、なんともだんだん痛みが出てきます。皮膚と筋肉の癒着が剥がれてくると痛覚も蘇ってくるのです。2、3分ほどで「あー、あれ？

だんだん痛くなってきた」と始まってきます。ここからが醍醐味です。ゴリゴリと肩の内側の塊やこぶ、はたまた連峰のような山が出てき始めます。これが隠れていたビーフジャーキーです。痛覚が目覚めてきます。

逆に言うならば、身体はそれだけ鈍感にもなりうるということです。身体の社員は日々、自然に逆らい、使い方を間違えている社長に対して、クレームを伝えています。これが不調です。しかし、自然に沿って身体を使う社長にはむしろ、毎日の元気、健康という、生きる上での最大のギフトをくれるのです。

5 一生もののZEN呼吸――暮らしに深まる学び

理想の姿勢は「上虚下実」――切り株ゼリー

上がすっきりと軽く、下はどっしりと重たい。つまり上半身は軽やかで、下半身は充実し、安定している様子を「上虚下実《じょうきょかじつ》」と言います。これこそが〝良い姿勢〟、自然で楽な姿勢の基本です。

残念なことに、現代人の多くは真逆の状態になってしまっているようです。つまり、上半身がガチガチで重く、下半身はふにゃふにゃで軽い。想像するだけでぐらつきそうですよね。身体も心も落ち着けない状態です。多くの人は、本来は楽に生きられるように造られているはずの体を、自ら一生懸命傷めつけて、あえて楽に生きられない状態にしてしまっています。

「上虚下実」の真逆、つまり「上実下虚」という、自然に逆らった大変な状態を常態化していたら、体力や気力が起こらないのも当然です。これでは、若い人でもすぐに疲れてしまいます。やる気を出しなさい、元気を出しなさい、と言われても、本人だって本当はそうしたいのになぜだかできない、どうしたらやる気を出せるのかがわからない、という苦しい状況にあるのではないかと察します。元気ではない、常に身心ともに疲れている、心の病だという人は、例外なく、本来は柔らかであるはずの上半身に力が入り、硬くなっています。

私の具合が悪かった十五年間も、まさにこの状態で、上はガチガチで重く、下の力をまったく使えていませんでした。絶不調時代に至っては上下ともガチガチの硬太り、お腹だけはタプタプでした。力を入れすぎて巡りを悪くした結果です。何をしても痩せない自分の身体を呪っていたほどです。今となっては、神秘に満ちた体をそう捉えていたことがお恥ずかしく、体に申し訳なかったと猛省しています。

なぜ柔らかであるはずの上半身がガチガチになってしまうのか、これは姿勢が悪い、ただそれだけの理由です。自然物であるものを不自然にしているから、と言う方が適切でしょうか。人間は生物です、動物です、自然物です。人工物ではありません。生物界において、唯一人間だけが姿勢が悪いと言っていいかもしれません。あの首の長いキリンも、きっと首はこっていないでしょう。
仙骨が立って下腹に力がこもっている「上虚下実」の状態は、肚回りがまるで切り株のようにどっしりとします。椅子の上に切り株がどんと大地と垂直に乗っていると想像しましょう。そしてその上に大きな上半身型のゼリーが、ぷるるんと柔らかに、切り株の面（大地に対し平行の面）の上に、ただ垂直に乗っている、そのような状態が本来理想とする「上虚下実」です。

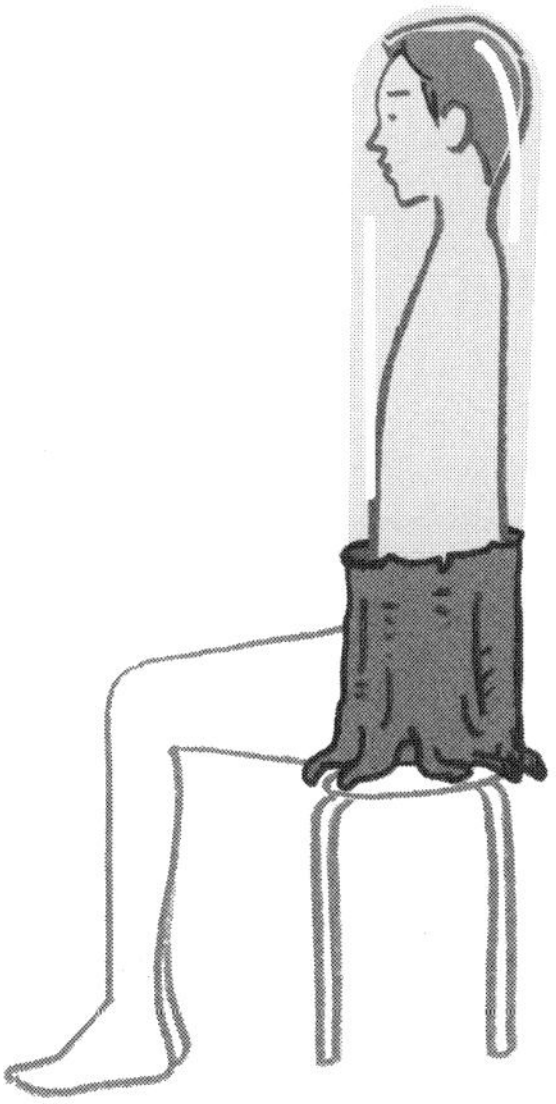

肚回りの切株の上に真っ直ぐな肋骨を乗せると、皆一様に頭部がすっと脊椎の上に乗り、仙骨から肋骨、頭部背面は真っすぐに結ばれます。

ですが、多くの人はこの肚回りのどっしりとした切り株がないどころか、あってもこの切り株自体が傾いており、上半身を乗せる平らな面が作られていないのです。骨盤が傾き、切り株の面が斜面になってしまっています。そのため、本来であればゼリーのように柔らかな上半身は、ただ平らな切り株の面にぷるるんと乗ればよいだけなのですが、一生懸命に力を入れて上半身ゼリーを固めてカチカチの鉄のようにして、斜面からずり落ちないように頑張って耐えている、というのが、現代人の主な状態なのです。

「だるま落とし」をイメージしてみても、傾いた状態をキープするのはいかに大変か、よくわかります！

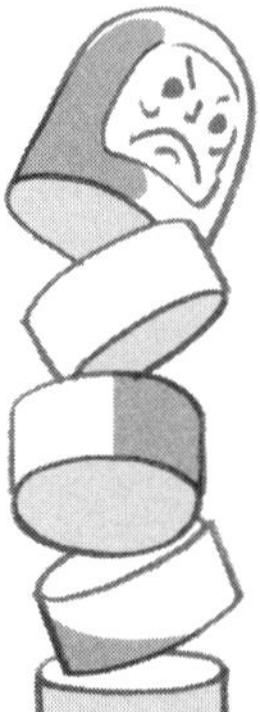

リクライニングは倒さない

大地と垂直に立つこの姿勢は、続けていくと腹横筋がついてきて楽に感じてくるものです。そうなると、もはやリクライニングシートは使えません。背もたれを倒して寄りかかると、逆に痛みが出てしまうのです。

リクライニングを倒した時の姿勢を想像しましょう。背もたれがはじめから倒れているソファにもたれかかって座るのも同じことです。背もたれに接する部分、つまり体重のかかっている背中や腰に負担がかかり、確実にその筋肉が固められてしまいます。新幹線を下りる際なども、リクライニングを倒していた人は、腰や背中がちょっと痛いなという風に、トントンと腰の辺りを叩いているのをよく見かけます。しかし「切り株」の上に真っ直ぐに乗っていれば、身体のどこにも負担をかけず、重力に従って楽に座っていられるのです。背もたれに寄りかからなければ、どこも痛くなく、むしろずっと腹筋、体幹運動をしながら乗車することになるため、なかなか運動後のような爽快感でもって下車できるのです。

ただし、昨今の椅子はリクライニングすることを前提に、枕が付いていたり、臀部を乗せる部分がへこんでいる場合が多くあります。社長の椅子や車のシートなど、ふんぞり返って座るようなイメージのものが多いのです。しかし、座面が水平でないと「切り株」の平面に上半身を真っ直ぐに乗せられませんので、まずはへこんだ座面を平らにする必要があります。

例えば、私は電車などの長時間移動の際には、腰幅の細い竹を一本持ち歩き、坐骨の前後に置いて座っています。車ではバスタオルを二枚、後ろが一番高くなるように畳んで使用します。また、背中部分の隙間にはクッションやコートやショールなどを挟み、真っ直ぐな背中のままで背もたれに寄りかかるようにすると楽に座れます。ぜひお試しください。

リクライニングを倒さないことにだんだん慣れてくると、倒していた頃の自分を不思議に思うほどです。寄りかかることが楽、という世間の常識をまずは疑ってみることも大事なことかもしれません。思えばたった数十年前まで、日本は畳に正座や胡坐《あぐら》の座位文化で、そもそも椅子の背もたれなどはなかったのですから。

着物の〝補正〟？

着物を着る際の「補正」として、不健康時代の私は、寸胴をつくるためのタオルを3、4枚、腰の部分に当てていました。しかし今ではまったく要らなくなりました。思えば、タオルが必要だということは、背中が反っていて、お尻がプリっと出ている、不自然な姿勢だったということなのです。

今では、タオルがいらないどころか、着物を一日中着ていても着崩れず、むしろ楽に感じます。洋服は、身体をその型にはめるように着ますが、着物は巻物で型がありません。着物を体に合わせるようにして着ます。すると、誰に言われずとも仙骨、肋骨が立ち、大地と垂直な真っ直ぐの柱のような姿勢になるのです。例えば茶道や華道、そして武道の達人も皆、着物を着ながらに美しい姿勢をしています。

しかしながら、特に若い人たちの間では「着付けでタオルを入れないでいい人は寸胴でスタイルが悪い」と思っている人も多いようです。つまりタオルが要る人はボンキュッボンとくびれのある身体でよろしく、タオルが不要な人は凹凸がなくスタイルが悪い、と思っているとのことなのです。それは真逆です！

月経血のコントロール

ちなみにこの、着物をタオルなしで着崩れずに着られる姿勢は、月経の際の経血のコントロールができる姿勢でもあります。今は生理用ナプキンを使うことが当たり前になって久しく、あまり顧みられることがありませんが、もともと着物の時代の日本人女性はパンツをはいていませんでした。

昨今よく耳にする骨盤底筋群《こつばんていきんぐん》には、女性にとって大切な、排泄と生殖のための3つの穴があります。この骨盤底筋群は、仙骨と肋骨がまっすぐに立つと自然と締まる腹横筋（65頁参照）と連動しているそうです。つまり、正しい自然で楽な美しい姿勢をしていると、骨盤底筋群にある3つの穴、前から尿道口、膣口、そして肛門、それら3つがどれもソフトに「蓋が閉じられている」という状態になるのです（男性の場合は肛門のみ、ということになります）。自分であえて締めるのではなく、自然と締まるというのがコツです。

この頃では「尿もれ」という言葉をよく聞くようになりました。それもお年寄りだけでなく若い人、なんと20代でも、尿漏れパッドというパンツの上に敷くシートを使用している人がいるそうですが、これはつまり、骨盤底筋群が締まっていない、ということに他なりません。

月経もそうですが、骨盤底筋群がきちっと使われていればどちらも蓋がソフトに閉じ、お手洗いで自分で蓋を開ける、そしてまた閉じて開けて、とすることができます。イメージとしてはケーキの生クリームを絞るように、溜まったものをある程度自分の意思で出せるということになります。私の場合は月経時、1時間半から2時間に一度お手洗いに行って、自分でこの骨盤底筋群をゆるめたり閉じたりする、ということをあえて行います。そうすると経血は面白いほどに排泄できて、またしばらく溜まってくるまでは骨盤底筋群の蓋が、漏れないように締まって閉じていてくれるのです。これがいわゆる「月経血コントロール」と言われるものですが、コントロールをしているわけではなく、お手洗いに出しに行く、そして常に姿勢は正しい楽で自然な姿勢をしているだけ、というものです。

このようにして自分で経血を排泄すると、生理用ナプキンは要らなくなってきます。私は今では1日1枚の手拭いを使い、トイレに行く度に汚れた面を折りたたんできれいな面を上に出すようにしています。そして夜お風呂で湯船に浸かっている間、手拭いをお湯に浸けおきしてから石鹸で軽く洗い、あとは洗濯機にぽんと入れるだけです。月経はほぼ2日で終わります。初日からしっかりと量が出て、3日目は小さなオーガニックコットンの当て布のみで済むようになります。ゴミも出ません。月経とはこんなにも楽で快適で心地よく、臭いも気にせず過ごせるものだったのかと本当に驚きました。

腹式呼吸では、息を吐くときに横隔膜が上がりますが、その時に骨盤底筋群全体も引き上げられます。日頃の姿勢はもちろんですが、腹式呼吸をするだけで骨盤底筋群のエクササイズにもなるとわかると、より一層その素晴らしさが実感できます。

女性の3つの穴はそれぞれ単体で、自分の意思によって動かせます。尿道口、膣口、肛門、前からも後ろからもそれぞれが動かせない（自分の意思で締められない）場合は、骨盤底筋群が衰えていると考えていいでしょう。大丈夫です、誰しも、日ごろの姿勢と呼吸の鍛錬で、面白いほどに一つ一つ締められるようになります。自分の意思とは関係なく毎月訪れてくれる月経を、不快ではなく、自然界からのギフトであり、喜びと思える女性が増えていくことをお祈りします。

肩こりの正体

姿勢の悪さこそ、あらゆる不調の生みの親ですが、多くの人を悩ます「肩こり」も、その原因はずばり姿勢の悪さ、胸の張り過ぎです。それによって日々要らぬ筋トレをしては、自らコリを創り出しているのです。

胸を張ると肋骨は後傾し、そのバランスを取るために頭部が前へ出ます。その結果、常に首や肩に余計な力が入ってしまう状態に。すると、その人は腕ひとつ動かすにも、肩甲骨から動かしてしまうようになるのです。腕を動かすには、基本的に肘から下のみを動かせばよく、肩はだらりと浮世絵のようにしなだれていたいのです。肩というのは胴体と腕のただのジョイント、いわば接続部分であり、本来そんなに動かすべき強いパーツではありません。

例えばご飯を食べる時、お箸で目の前のおかずをつまむだけなのに、肩から腕全体を動かしていないでしょうか。あるいは電車の吊革を持つ時、わざわざ肩をよいしょと持ち上げて、動かさなくてよいはずの肩甲骨から腕を動かしていないでしょうか。要らないはずの動きを続けることで、そのたびに疲れてしまうのです。

ただの接続の関節部分をめいっぱい一日中動かしていれば、肩がこって当然です。使う必要のないパーツを使い続け、力を入れ続けている、日々肩を持ち上げて肩や首の筋トレをしている、これが肩こりの正体です。

筋肉が固まれば血流が悪くなり、冷えてますますコリがひどくなってしまいます。まずは上半身を真っ直ぐにし（みぞおちを下げる）、肘から下のみを動かすよう、意識改革です。自分の身体の使い方を、客観的に見直す必要があります。

何十年にもわたって、そうしたメリットのない肩や首、肩甲骨回りの筋トレをし続けた結果、ヒトコブラクダのように首の後ろから肩甲骨上部の背面が盛り上がり、上半身だけにまるで甲冑を着ているような40代女性の方がいました。息子さんが3人いらしてやることがいっぱいなのに、頭痛がひどく疲れて寝込んでいる、何もできない自分が不甲斐なくて辛いのだとレッスンにお越しになりました。彼女は胸を張りすぎて、肋骨の後傾がすさまじく、肩を後ろに引きすぎていました。それが良い姿勢だと思っていたのです。

姿勢を正し、息を細く長く吐くことによって、その大きな拳2〜3つ分大のコブは、一年もしないうちに消えてしまいました。内側に着ていた甲冑は一体どこにいったのやら、彼女はすっかり痩せて、本当に頼もしく動ける軽やかな人になり、疲れない、と言うようになりました。不思議なことですが、こういうことは多々あります。吐く息で流す、巡らす。老廃物は呼吸でちゃんと流せるのです。身体は使った通りになるということを、日々、生徒さんから教えていただいています。

丹田は練るもの

「丹田」と聞くと、なんだかすごいもの、特別な場所、パワーのあるところ、など様々なイメージを抱きますが、しかしそれがどこにあるのか、ピンと来ない方も多いのではないでしょうか。丹田は誰にも等しく存在しますが、それがわかりにくく見つけづらいのには訳があるのです。

まず丹田と調べると、「臍下《せいか》三寸」だとか「臍から指何本分下」だとか、その位置を示していることが多く、そう言われても、ここがそんなにスゴイところなの？　いまいちよくわからない、くらいにしか感じられないというのが正直なところでしょう。

そう、それが正解なのです。丹田とはそもそも、そこにあるものではなく、〝練る〟ものだからです。日々の鍛錬で自ら創造していく、創り上げていくものなので、「ここです」と示されてもよくわからない。そもそも練っていない丹田は存在さえしないので、わからなくて当然です。つまり、「まだ」あなたの丹田は無いのです。最初からそこにあるものではないのだと捉えましょう。

「丹」というのはエネルギーのこと、つまりエネルギーを生み出す田んぼが、丹田です。昔の人はうまいことを言うものだと感激します。私たちは、天地のエネルギーをいただくことで生かしてもらっています。自分の力では生きていけない無力な生物です。その天地のエネルギーを、受け取り、育て、練っていく、その田んぼが丹田です。

田んぼは、何もしなければ、なんでもないただの草ぼうぼうの荒れ地です。水を抜けば土もカチコチになり、冬場は草も生えません。しかし水を入れて整備し、春に稲を植え、その後草を引き、畔の世話をするときちんとお米が実ります。肥料も農薬も使わずともお米はきちんと実ります。その管理さえ怠らなければ、ですが。日々、丹を練る場所を育むこと、草を引くのを怠らないこと、まさに田んぼと同じなのです。

さて、その丹田、私のイメージではツボのようにピンポイントではなく、その周りも含めたもっと大きな田んぼをイメージしています。何しろ「気の海」です。気の集まる大海でありエネルギーを練る田んぼである気海丹田は、想像するだけでも、とてつもなくパワーのある、広い場所だと思えます。

そこでエネルギーを練っているか否かで、その人の生きざまは、エネルギッシュかエネルギーレスか、大きく異なります。体力や気力がないという人はつまりエネルギーレスということですが、残念なことに今の時代、自分の体でエネルギーを創れるということさえ知らないということが大いにあり得るのではないでしょうか。気力や体力は、外の物によって補うのではなく、内から創りだすものです。栄養ドリンクやサプリメントでは補えない、自分の奥底から練って創り出すエネルギーや力があることを、先人は認識していたように思います。

気海丹田を充実させるとは、「立腰《りつよう》教育」を提唱されている森信三先生も、「丹田の常充実」と言っているように、実は仙骨を立てて、よい姿勢をしているだけなのです。それだけで、下腹は充実します。肚が決まる、肚を据える、肚が坐る、といった言葉は、まさに下腹の充実を表していて、常に仙骨が立っていれば、常に丹田が充実している、と感じられるようになります。

「丹田は練るもの」というのは、これがどんどんできるようになると、常に丹田で気を練り、年々、気力や体力を生み出すことができるようになるということです。この臍下がどっしりとし、下腹が充実している状態は、身体も心も前向きで、やる気に満ちてエネルギーが高い、ポジティブなエネルギーに覆われた状態です。姿勢がよいので、気が滞らず、巡りがよいため集中力も高まります。良いアイデアや閃きも生まれやすく、頭の回転もよくなる状態です。

こうした丹田の体感には、平均すると大体半年ほどはかかるようです。もちろん、半年で出来上がるのではありません。そこから年々、丹田の充実は深まり、常時練り具合も絶妙になり、これが生き続ける、老化のよろこびなのだと、常々楽しんでいます。

残念なことに、このたった半年すらも呼吸法が続かない人も多いのですが、丹田はまさに人に言われるものでなく自分で築くものだと言えます。健やかに、よりよく生きるための基本が、丹田の充実と「上虚下実」、そして上は涼しく下は温かな「頭寒足熱」なのです。

「心」の所在

あなたの心はどこにあるでしょうか？　触ってみましょう。

これまで、多くの方にお尋ねしてきましたが、皆さんさまざまな場所を触ります。圧倒的に多いのは、胸を触る人です。英語の heart が指し示す通り、緊張した時には心拍が速くなるなど、心臓が気持ちとリンクしていることを実感する経験をお持ちの方は多いでしょう。そして、次に多いのが、心は頭にある、と頭部を触る人です。その位置はいろいろで前を触る人、横を触る人、はたまた心臓とおでこの両方を触る人もいます。しかしどなたも、どこか自信なさげに、他の人はどうかしらと周りをチラチラ見ながら触っているようです。

私はと言うと、百パーセントの自信をもって、下腹部を触ります。自分の心は臍下下腹《せいかかふく》にあると断言できます。これが「上虚下実」の姿勢の時にお話しした、肚が決まる、肚を据える、ということに一致するのですが、下腹が充実しているということは、すなわち気持ちもどっしりと落ち着いていることなのです。「肚」という字は月と土から成り、まさに天地のエネルギーの集合場です。逆に姿勢が悪いと気も上がりやすく、心の状態も不安定になりがちだと、やはり身体が理解しているように思います。

どこにあるかもわからない心をどうにかすることは難しいけれど、体のどこかに心があることはわかっていますから、体全体を調える、つまり体全体に潤沢な酸素と栄養を呼吸によって送る、その結果、どこかにあるはずの心も調っているという三調の考え方はまさに先人の叡智だと思わずにいられません。

「心をどうにかするのは難しいが、身体からは入りやすい、体全体を調えるということは、どこにあるかわからない心も調っていくということである」、これを知っていると不安や悩みに翻弄されず、安心を得やすくなることは確かです。もちろん急にできるというものではありませんが、日々の三調の練習が、不安や悩みを遠ざける、不安になっても早く流せるようになるための近道なのです。

「治す」のではなく「つくらなく」する

便利で楽な生活は、一方で、人の本来の力を使えなくする、退化させることにつながっているようにも感じます。何かと外のものに頼る機会が増えた結果、自分の能力を存分に使えず、自身の体を信頼する機会を失っています。むしろ駄目な体である、よい体ではない、あっちもこっちも痛い、すぐ太る……と不平不満を言うことに、私たちは慣れてしまっているのではないでしょうか。
私自身がまさにそうでした。自分は呪われた体なのだと、信じてやみませんでした。そして誰にもわかってもらえない不調の数々を疎み、社会を恨み、ネガティブの塊のように、何もできずに生きていました。歳のせいだとも言えませんでした。頭痛、めまい、立ち眩みなど20種類以上の〝不定愁訴〟が始まったのは高校2年生の時でしたから。
昨今は、学校での講演に呼んでいただくなど、若い人の身心の悩みを聴く機会も増えてきましたが、今や中高生の1クラスに3〜4人、自律神経系の失調であるとされる「起立性調節障害」という症状に悩む生徒がいるそうです。30年前にはその名前は存在しませんでしたが、現在若い人に多く見られる障害とのことで、発症のピークは15歳前後とのことです（「起立不耐性と起立性調節障害の会」ウェブサイトより）。主だった症状としては、
頭痛／立ちくらみ、めまい／立ちあがる時にふらつく／低血圧／朝起きられない／倦怠感、疲労感／思考力の低下
などが挙げられていますが、私自身も高校時代、まさにこれらの症状すべてに当てはまりましたし、その後の15年もの間も抱え続けていました。しかしZEN呼吸法を始めて、これらの症状はあっという間になくなりました。それ以来私は、何一つ不調を抱えていません。これは「治った」のではありません、「つくらなくした」のです。
振り返れば、自分の体を「呪われた体」、「不良品の体」と思っていた時代は、何事も頑張り、人から「頑

張り屋さんだね」と言われても、まだまだ全然頑張りが足りない、私の頑張りはこんなものではない、とさえ思っていたほどです。「頑張る」とは文字通り、体が頑なに張る、つまり力を入れる状態になります。言い換えると、私はずーっと力を入れて、リラックスを忘れてしまっていたのです。

病気だったのではなく、自分がわざわざ自律神経レベルを下げる生活、つまり浅く速い呼吸をしていただけです。姿勢が悪ければ酸素が巡らず、元気には生きられません。ご飯より、お水より、酸素です。起立性調節障害は、自律神経を活性化することによって改善できるはずなのです。

今や若いから元気という時代ではなくなってしまいました。若いからこそ、生まれた時からスマートフォンがあり、最初から姿勢が悪く具合が悪い、という人も多いように思います。しかし、本来の能力を発揮できるリラックスの姿勢を身に付け、仙骨、肋骨を立て、この楽で自然な、巡りの良い美しい姿勢ができれば、どんなにか身体的、精神的に苦しみの少ない、悦び多き人生を送れることかと思わずにはいられないのです。

加齢とともにどこまでもよくなる身体

エイジング、つまり加齢や老化は自然物たる人間にとって極めて自然な現象であり、人間たる私たちが生き続け、成長を続けられている証です。およそ6千種と言われる哺乳動物の中で人間は今や最も長生きです。長生きで有名なゾウの寿命が約80年と言われますから、今やそれを越えてきた感があります。しかし、大変残念なことに現実はそれほど美しいものではありません。長生きでも、自分の足で最後まで生きる人はほとんどなく、「健康寿命」という言葉も生まれています。

例えば、二〇二一（令和三）年における日本の平均寿命は男性81・47歳、女性87・57歳ですが、平均寿命と健康寿命（二〇一九年）との差は、それぞれ男性8・79年、そして女性は12・19年とのことです。この年数はすなわち、日常生活に制限のある「不健康な期間」を意味しているのです。（厚生労働省ウェブサイト「令和3年簡易生命表の概況」より）

最期まで自分の足で歩ける、生きていけるようにするためには、やはり自分で自分の体を調える努力が必要かと思います。そしてそれは歳をとってから、ではなく、やはりもっと早い段階で気づいて取り組むべき問題なのでしょう。

私自身も日頃は、駅でエスカレーターよりも階段を使うことくらいしか運動をしないので、40代半ばから、やはり足腰を鍛える必要性を強く感じるようになりました。春から夏にかけては田の草刈や畑の草刈などがあるのでまだよいのですが、秋冬は本当に運動が不足しており、「腰脚足心のストレッチ（立つ編）」を毎朝行うようになりました。すると、下半身が既になかなか弱くなっており、強化が必要であったことを実感しました。日頃の姿勢を気をつけているだけでは足りなかったのだと反省した次第です。運動は昔から得意な方でしたが、40代でこうですから、50代、60代はもっと運動しないといけませんし、70代、80代に至っては、もっともっと運動しないといけないのだと思い至ったところです。

さて、巷ではウォーキングが良いとされ、歩いている高齢者の姿も多く見かけますが、皆さん一様に姿勢が悪いのです。無理のある姿勢でウォーキングをすることは他の部分に負担をかけ、それこそもっと動けないカラダを自ら作ることですから、ウォーキングをする前に、やはりまずは姿勢づくりから始めていただきたいと思います。

また、その他の不調に関しても、歳だから、病院に行っても治らないから、と諦めている人が多いですが、後天性の痛みにはすべて理由があります。不自然に使うから負担がかかって痛いのです。本来柔らかなものを硬くするから、神経を圧迫して痛みを起こすのです。

いくつになっても、自分の体を学習し、自分の体を育て、慈しみ、良い状態で長持ちしてもらうためには、歳を重ねれば重ねるほど体に対する努力が必要だと感じます。アンチエイジングや若さを目指すのではなく、加齢という成長のなかで、どんどんよくなる自分を楽しんで下さることを願います。

呼吸道という考え方

呼吸は、私自身、年々深くなっていっていると感じます。毎朝欠かさず腹式呼吸を行うようになってから10年ほど経過した頃、加齢と共に健康度はどんどん上がっていくということを知り、これはもう、この先も年々よくなっていくに違いないと確信しました。日本にある「道」という概念が少し理解できたような気がしたのです。

合氣道の始祖・植芝盛平《うえしばもりへい》先生（お恥ずかしいことに植芝先生のことはアテネの空手道場にて、ギリシャ人から教わりました。なぜ日本人なのに植芝先生を知らないのかと驚かれたのです）が、仙人のようにひげを蓄えた70代後半に、真っ直ぐな姿勢ですっすっと縦横無尽に巧みに動き、いとも簡単に人をふわりふわりと転がしていくモノクロの動画を見て、これこそがコツコツと積み上げてきた熟練の「道」というものかと、たいへん感銘を受けました。上半身に余計な力はまるで入っておらず、楽そうに動きながら、かかってくる人を転がしておられました。この姿は体力や気力みなぎる若い人にできるものではないのです。何十年もコツコツじわじわと続けられてきた、自分を調えてきた生きざま、まさに歩んできた「道」がそこに現れ出ていたのです。

二〇一六年から、長野県上田市で「ジネン塾」という年間の塾を主宰しています。経緯としては、健康になって、都会ではエネルギーが使い切れなくなり、無肥料無農薬の稲作がしたくて古民家を購入した、という訳です。そして、生物との交流などを通じて自然な身体の使い方を学ぼうと、田んぼ作業を中心とした年間講座を開いています。田植えや稲刈りはもちろんのこと、途中の大変な草引きや山での様々な体験を経験し、ZEN呼吸法のレッスンも行うという講座です。

自然という言葉をあえて「ジネン」にしたのは、禅を世界に広めた鈴木大拙《すずきだいせつ》氏の生前の講演を耳にしたことがきっかけです。日本には古来、「しぜん」という言葉はなく、明治時代にNatureという言葉が入ってきた時に、その訳語として使われるようになったのが始まりとのことでした。そして、それ以前は「ジネン」という言葉だったと聞き、驚きました。自然薯《じねんじょ》のジネンですが、これは西洋の考え方にはない言葉であり、自ずから然る、ありのままそこにある、という概念なのだそうです。というのも、日本人という民族にとって、そもそも「しぜん」と人間とは区別されず、両方ともあるがままの「ジネン」であり、人は自然《じねん》の一部であり、共に共生する、ジネンの懐に抱かれる、ジネンに生かしてもらう、母なる大地、と考えたのです。対して西洋人にとって自然とは、征服する、コントロールする対象として考えられてきたため、「ジネン」の話をすると、そんな発想があったなんて、とそれはそれは驚かれたのだと大拙先生はお話しされていました。

「不調」についても、本来、あるがまま、ありのままが「ジネン」であれば、あるがままでない、ありのままでない状態にしたのが不調で、その積み重ねが後天的な病気になっていくのだと考えると、とてもわかりやすいです。

そして、そう、私は自分のジネンに対して非常に不忠実だったと気づいたのです。

自然とは、ジネンとはなんぞや、どうしたら自然に、ジネンに戻れるのか、それは一生かけて学び続けていく課題なのだと思います。その間にも日々、自分の体は加齢によってどんどん変化します。それも併せて自然の摂理です。どんなふうに変わっていくのか、想像するだけで楽しみです。

ジネンとはそれほど短い時間で築き上げられたものではありません。そして単純なものでもありません。こつこつ、じわじわの四十六億年の軌跡なのですから。

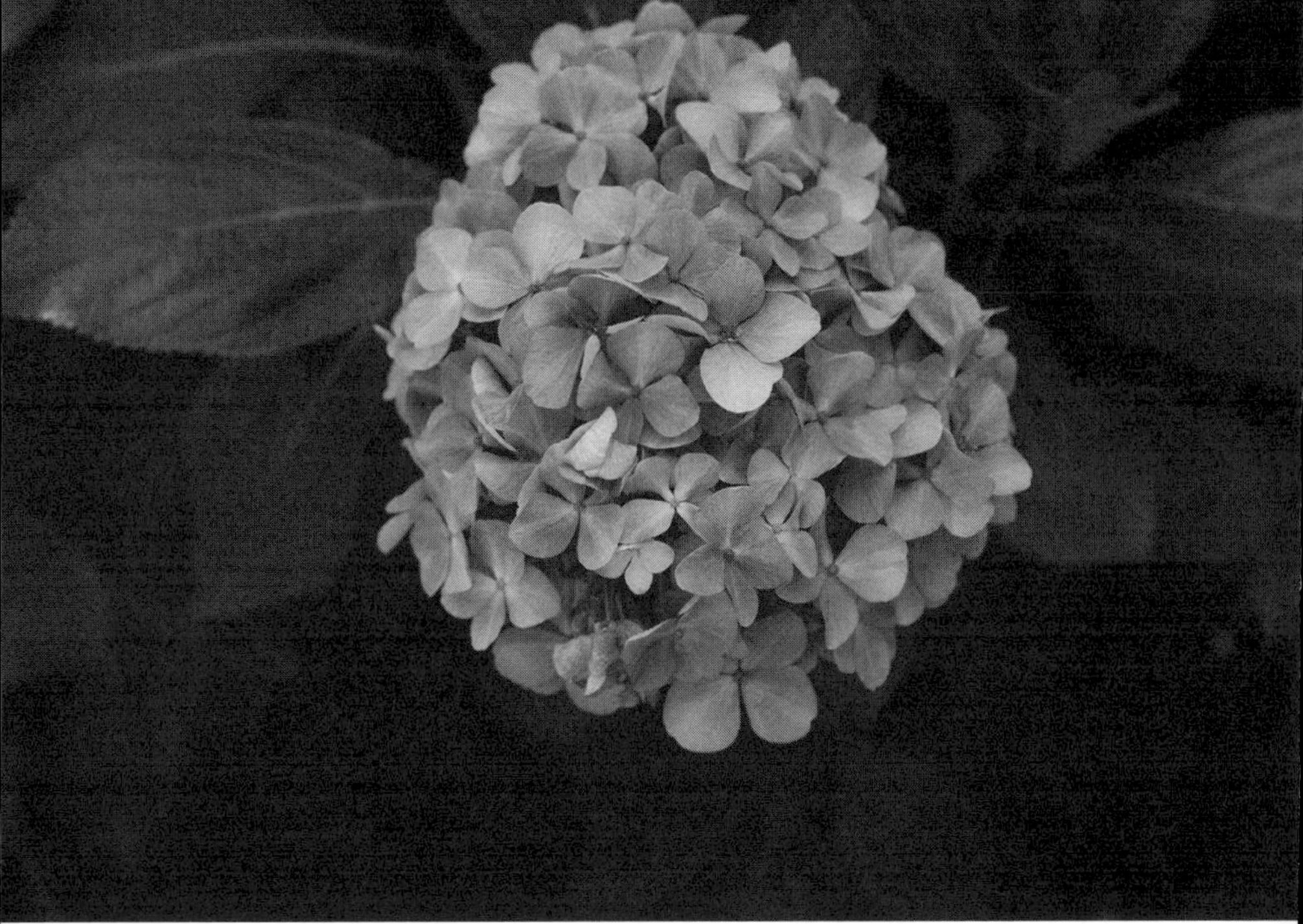

第三章

『夜船閑話』をよむ

1　白隠さんの生涯と人となり

臨済宗における功績――「中興の祖」白隠

そもそも臨済宗は、鎌倉時代に中国から日本に伝わってきたものです。教科書などには、栄西禅師《えいさいぜんじ》が臨済宗を日本に伝えたとあります。ところが、ここが他の鎌倉仏教と大きく違うので、臨済宗は理解しにくいところがあります。

浄土宗は法然上人《ほうねんしょうにん》の教えを学んでいるといえばその通りですし、浄土真宗は親鸞聖人《しんらんしょうにん》の教えを学んでいる、これもその通りです。曹洞宗は道元禅師の教えを学んでいる。日蓮宗はまさしく日蓮の教えそのものです。少し古い真言宗は弘法大師《こうぼうだいし》の教えを学ぶし、天台宗も『法華経』と伝教大師最澄《でんぎょうだいしさいちょう》の教えなのでしょう。

けれども、禅宗でも臨済宗だけは、栄西禅師の教えを学んで継承しているかと言われると、これが難しいところがあります。もちろんのこと、栄西禅師は、大切な禅の祖師の一人です。栄西禅師は建仁寺《けんにんじ》という禅寺を日本で最初に建てた方であります。

しかしながら臨済宗の場合は、誰か特定の人の教えを学ぶというよりも、各自がそれぞれの禅を学び、それぞれが禅を実践しているという傾向があります。統一した見解があるかというと、微妙なのです。私がいつも思っているのは、「禅とはなにか」と十人のお坊さんに聞けば、十人が違うことを言うだろうということです。禅には拠り所とする経典もないし、拠り所とする仏様も決まっていません。浄土宗は阿弥陀様を大事にしますが、これを大事にするというのがないのです。教義はないわけではありませんが、説く人によってさまざまなのです。

臨済宗と曹洞宗との違いで言えば、駒澤大学の小川《おがわ》隆《たかし》先生の喩えがなるほど言い得て絶妙なところがありましてね。今の日本の曹洞宗は、大会社のようなもので、きちんと組織ができている。それに対して、臨済宗は商店街のようなものだというのです。統制されていない個性的な店がたくさん並んでいるのです。それでそれぞれが個性的に活動しています。それでいて商店街として成り立っています。臨済宗には十四の本山があって、それぞれの本山に管長さんがいて、別段、統一見解というようなものはないのです。それぞれが、それぞれ独自に活動しています。これという何の統制もないけれども、その集まりを臨済宗と言っているのです。ですから学ぶには、他の宗派と違って非常に学びにくい一面があります。

日本の鎌倉時代の禅は、最初に栄西禅師が伝えました。二番目が曹洞宗を伝えた道元《どうげん》禅師です。それから次に京都の東福寺を開いた聖一《しょういち》国師であるとか、更に和歌山県の由良に興国寺を開いた心地覚心《しんちかくしん》禅師ですとか、鎌倉に建長寺を開いた蘭渓《らんけい》道隆《どうりゅう》禅師、円覚寺の無学祖元《むがくそげん》禅師ですとか、おおよそ二十四の流派の禅が伝わったと言われています。けれども、そうした教えがそれぞれ継承されていたのですが、時代を経るにつれて継承者が絶えてしまいました。江戸時代の頃には関山《かんざん》慧玄《えげん》禅師という、妙心寺の系統の教えだけが残っているという状況となっていました。そこへ、江戸時代中期から後期にかけて、白隠禅師という人が出て、臨済宗の教えがもう一度復興されていったのです。白隠禅師にはこういう功績があるのです。一般には、臨済宗では一休さんの知名度が抜群でしょうが、一休さんの教えをみんなが学ぶわけではありません。でも、白隠禅師の教えは、臨済禅を学ぶ者はみんなが学んでいます。白隠禅師は妙心寺の開山である関山慧玄禅師という方の系統で、江戸時代の白隠禅師の教えを受けたお弟子さまたちによって、今日の禅の教えが継承されてきました。そうした人たちが、今も修行道場の老師さま、本山の管長さまになっているということなのです。それでもって、白隠禅師は日本の臨済宗の「中興の祖」といわれるのですね。

けれども、白隠禅師ご自身は、京都や鎌倉のいわゆる大本山に入られた方ではなく、駿河《するが》、いまの静岡県の原《はら》（現・沼津市）というところでお生まれになり、松蔭寺《しょういんじ》という寺でお坊さんになって、全国各地で説法していますが、生涯のほぼ大半、沼津の松蔭寺で活躍された方です。東海道の原宿というところがあります。そこの、東海道に面したようなお寺で、立派なお寺ですが、大本山というわけではありません。そういうところで生涯のほとんどを過ごされた方だったのですね。大本山には、あえて行かなかったのか、呼ばれなかったのか、その両方だったのかは何ともいえませんが、妙心寺に住することはありませんでした。しかしその教えを学ぶ人達が大変多くいて、それが現在の臨済宗の隆盛につながっているのです。

今でも、修行道場では、私などの老師が禅の語録を提唱する時に、本堂の下座に座って講義をするという習慣がありましてね。これは白隠禅師が、宗派における地位が低かったからだと言い伝えられています。

幼年のころ

白隠禅師が五歳の時、これは私の好きな話ですが、一人海に向かい雲の行き来しているのを見て、世の無常を感じたといいます。五歳の頃から無常を感じる心があったのです。雲が浮かんでは消える様子を見て、世間の無常を思って涙を流したというのですから、感受性の強さは人一倍あったと思います。偉大な宗教家になるには、幼少の頃からこういう感受性が強かったという一面もあろうかと思っています。

そして十一歳の時。これが白隠禅師の原点と言っていいところでしょう。お母さんと一緒に日蓮宗のお寺にお参りをして、地獄の絵を見た。地獄の絵というのはどこのお寺にもあるものですが、舌を引っこ抜かれたり、釜茹でになったり、針の山を登ったり、血だらけになったりした、凄まじい様子を描いた絵を見せられました。それを見て身の毛のよだつような恐れを抱いた。地獄を恐れるという心が、前半生の修行の原動力となりました。

地獄に落ちるのではないか。子どもは残虐な一面がありますから、虫を平気で殺したり、生き物の命を殺めたりということがないとは言えません。自分も地獄に落ちるのではないかと思って、風呂に入っていて風呂を炊く薪が燃える音を聞いても、地獄の釜茹でを思うなどして少年時代を過ごしました。

出家の志

そして、地獄の苦しみからどうしたら逃れることができるのかと思って、最初は天神さまを信仰するのですね。白隠禅師は丑年丑の日の生まれ、丑といえば天神さまが守り神、守り本尊だというので信仰していたのですが、そんな時に「なべかむり日親《にっしん》」の話を聞いて、出家を志しました。これは『法華経』を熱心に信じていた日親上人《にっしんしょうにん》という方が、幕府に捕らえられて拷問を受けた話です。「法華経の信者であれば火に入っても焼けないというが、本当かどうか試そう」というので、真っ赤に焼けた鉄の鍋を頭にかぶらせた。「どうだ」といわれても、日親は一心に『法華経』の題目、「南無妙法蓮華経」を唱えて、実に平然としていたという話がございます。

それに感動し、自分もそんな力を身につけたいという思いがあって、出家の志を兆したというのですね。そういう修行をすれば、きっと地獄の苦しみから逃れられるであろうと思って、十六歳の時に出家した。それが原の松蔭寺《しょういんじ》というお寺です。後に白隠禅師はこの寺の住職になって、人生の大半を過ごすわけです。

失意のころ

そして、一つの事件が十九歳の時にあります。静岡県、清水の禅叢寺《ぜんそうじ》というところで修行していた頃に、巌頭渡子《がんとうとす》の話を聞くのです。中国の唐の時代に巌頭和尚という方がいました。この方が中国で「会昌《かいしょう》の破仏」という仏教大弾圧にあたり、お坊さんをやめさせられ、還俗して船の渡守をしていたのですが、最期に賊に襲われて殺された。そのときに、叫び声が四方に響き渡ったという話が伝わっているのですね。

たとえ修行した人でも、そういう悲惨な目にあって死ぬということはありうることだと思うのですが、白隠禅師は純粋な人ですから、その話を聞いて実に愕然としてしまうのです。しかも修行に対する気力まで なくしてしまったというのです。自分は地獄の苦しみを逃れたいと思っているのに、生きているうちに遭う災難からも逃れられないのであれば、禅の修行というのは本当に意味があるのだろうかと悩むのですね。一つの迷いです。そういう迷いが出てくると修行も進まない。もともと頭脳明晰な人だったと思いますから、修行よりも、漢詩文を読んだり詩を作ったりして過ごした方がいいのではなかろうかな、と鬱々とした日を過ごすようになっていた。それが十九歳。多感な青年時代の一コマということかもしれません。

再び、求道へ

その後、二十歳の時に美濃、今の岐阜にある瑞雲寺《ずいうんじ》の馬翁《ばおう》和尚という方のもとで修行していた。これが大きな転機になります。馬翁和尚という方は、膨大な古今の書物を持っていて、ある時それらの書物の虫干しをしました。その時白隠禅師は、「せっかくお坊さんになって修行しようと思ったのに、巌頭和尚の末期悲惨な話を聞いてから、修行する気がなくなって、漢詩を作ったりしながら日を過ごしている。果たしてこれでいいのだろうか」という思いが強かったのでしょう。心の内では、「こういうことでは、いけないのではないか」という思いがあったのではないかと思いますね。それで、「どうかこれから自分が進むべき道を示してください」と、神様仏様に祈りを捧げ、目を閉じて、虫干しをしているたくさんの書物の中からぱっと一冊を手に取った。するとそれが『禅関策進《ぜんかんさくしん》』という書物で、その中に慈明《じみょう》和尚という方の話が載っていました。

この慈明和尚という方は、中国の古い時代の方ですが、坐禅をしていて、夜眠くなると錐《きり》で自分の腿を刺して血を流し、そうして目を覚まして坐禅をしたのです。そういうことが書いてあったのですね。これまた再び感動して、仏法や禅がもしいい加減なものであれば、ここまで修行するはずがない、今までの考えは自分の思い違いだと気づいた。「古人刻苦光明必ず盛大なり《こじんこっくこうみょうかならずせいだい》」という言葉は、その慈明楚円《じみょうそえん》禅師がよく言っていたという言葉で、苦労すれば必ず大きな光が指すのだと思い直し、再び修行に励むようになった。

その頃の逸話というのが、宝永四年の富士山の大噴火の話です。白隠禅師二十三歳。今の富士山の出っ張りは、宝永の噴火でできたところです。沼津の原ですから、まさに富士山の麓です。大地震でそうとう揺れて、人々はあわてて外へ出て避難しましたが、白隠禅師だけはお堂の中に坐って外へ出ず、坐禅に打ち込んでいた。この時に思ったのですね。「もし自分が本当に悟りを開くことができるのであれば、神々、仏様が必ず私を守ってくれるだろう。もしそうでないのなら、家の下敷きになって死んでもしかたない」。そう思って、揺れる中で一人坐禅をしていた。幸い何事もなく、怪我もなくてよかったのですが、これが有名な二十三歳の時の宝永の大噴火の話です。それくらい一途に坐禅を続けていた。

大悟と慢心

やがて二十四歳の時には、越後、今の新潟の高田の英巌寺《えいがんじ》、性徹《しょうてつ》和尚のもとでひたすら坐禅に励んでいました。ある夜のこと、ずっと坐禅をしていて、明け方になって遠くの方から鐘の音が聞こえてきました。その音を聞いて、本当に悟りを開いた。そして大感激をしたのですね。その時の言葉が、「ああ、巌頭和尚はまめ息災であった」。巌頭和尚は死んではいない、今も生きているのだということを、はっきりさせることができた。

この「会昌の破仏」の話は、禅の特徴がよく表れていると言われます。禅僧は、こだわらない生き方をしていました。建物にこだわらないし、経典も必要としないのです。拠り所を持たない。こういう集団ですから、破仏があっても平気なのです。仏像を壊されても、仏像を自分で燃やしたくらいの人もいますから、平気です。建物を壊されても平気だし、お経も燃やされたって、そもそもお経を頼りにしませんから。それで巌頭和尚などは、船の渡守をしながらまったくこだわらない生き方をしたのです。そんなすぐれた禅僧であっても、悲惨な末路をたどるということは現実としてありうることです。お釈迦様の弟子の目《もく》連《れん》尊者は、神通《じんつう》第一と言われた人ですけれども、最期は異教徒から石を投げられ棒で叩かれて、肉の塊になって、誰であるか判明しないような状態になったという。亡くなって、遺骨を抱えてお釈迦様が涙を流したという逸話があります。

ですから、悟りを得たといっても、現実に苦しい病になり最期を遂げる人もいますし、今の時代なら交通事故に遭うこともあるでしょう。どのような死に方をしようと、それによって禅僧の価値が下がるわけでも、悟りが偽物だというわけでもまったくありません。それはそれで、当人の心境は素晴らしいし、優れた悟りであるということは間違いない。

白隠禅師も、高田の英巌寺で坐っていて、「巌頭和尚はまめ息災、元気だった、亡くなってはいない、生き生きしている」と気づいた。悲惨な最期を遂げたというのは、目に見える現象世界のことで、空の世界、仏心の世界から見れば、そのようなことは、いささかの問題にもならないのだということに気づいたのだと思います。

巌頭和尚の末期の声は辺り四方に響いたと言います。白隠禅師には、はじめはそれが「助けてくれ」という哀れな悲痛な叫び声に聞こえたのではないかと思います。しかしそうではなくして、それは、堂々たる末期の一句というか、禅のすべてをそこに表すような、禅の面目を示したようなものだと見るのですね。そうして生死の苦しみから逃れ、解脱することができた。そういう体験をいたしました。これが二十四歳の時。大きな悟りと書いて、大悟《だいご》といいます。

しかし、大きな心境が開かれたことは確かなのですが、あまりにもそれまで苦労してきて、痛快な体験をしたものですから、「三百年来、自分ほど大きな素晴らしい悟りを開いたものはないだろう」と慢心してしまいました。これが難しいところです。慢心というのは我慢ですから、自分が尊大に見える。これは修行の非常に恐ろしいところで、鎌倉時代に日蓮上人が「禅天魔《ぜんてんま》」と言いましたように、禅をやると鼻が高くなってしまう一面があります。あまりに特別な体験をしてしまうと、自分は特別だという慢心になってしまうのです。

正受老人との出会い

そんなときに、出会うべくして出会う一人の禅僧がいました。同じく二十四歳の時、信州、長野県に道鏡慧端《どうきょうえたん》、通称・正受老人《しょうじゅろうじん》という方がいました。越後から飯山はつながっています。それほどの距離ではありません。そこに優れた禅僧がいるという噂を聞くのですね。妙心寺には愚堂《ぐどう》国師という立派な方がいて、その弟子に至道無難《しどうむなん》禅師という方がいらっしゃいます。その教えを受け継いだ方が、長野県の小さな庵に隠れて暮らしていたのでした。すごい人だというので、そこへ行って参禅するのです。

それまで相当の勉強もし、坐禅もし、悟りも開いたつもりでいましたが、そのすべてを正受老人のところで否定された。老師のところに行くたびに面罵《めんば》されてしまう。「お前はその程度の修行しかできていないのか、穴蔵《あなぐら》禅坊主め」と罵られます。穴蔵というのは、飯山では土蔵のことを穴蔵と言うそうですが、小さな穴蔵の中に落ち込んでいるような視野の狭い者だ、という意味でしょう。ある時には、老師のところへ問答に行くと、崖から突き落とされた。雨上がりで下はどろんこ。そこに転げ落ちるというような激しい指導を受けた。そこに留まること八カ月でした。

ところで、正受老人と白隠禅師の問題についてはいろいろなことが言われています。白隠禅師の謎の一つでもあります。白隠禅師側の書物には、「自分は正受老人のところで教えを受けた」と書いてあるのですが、正受老人の側には記述が見つからないというのです。あるいは八カ月しかいなかったということが問題にされることもあります。四月に来て、十一月までです。そして、白隠禅師の伝記の中には「正受老人から、自分の後継者になってくれと再三言われたけれども辞退して、帰るときにはずっと見送りしてくれた」なんて書いてありますが、どこまで本当かはわからないとも言われます。

しかもその後、二度と行っていない。本当は、修行が最後まで終わったのではなかったのです。これは白隠禅師側の資料ですが、修行の最後のところまで行かずに、正受老人から「もう一回、ここへ来て、最後の仕上げをしなさい」と言われて去るのです。でも二度と行かなかったのです。これもよくわからない。しかも、正受老人が亡くなった時にも行っていませんし、お墓参りもしていません。本当の関係性というのは、微妙としか言いようがないでしょうね。白隠禅師は、『夜船閑話』でも平気でフィクションを作ってしまうような人ですから、まあ、極論を言えば、本当に行ったのかどうか、わからないのではないかという人もいます。

『法句経』に、「愚かな者は生涯賢者につかえても、真理を知ることが無い。匙が汁の味を知ることができないように。」（六四番）、「聡明な人は瞬時《またたき》のあいだ賢者に仕えても、ただちに真理を知る。——舌が汁の味をただちに知るように。」（六五番）とありますように、優れた師と優れた弟子とでは、時間を超えて真実が伝わることがあるのです。古くはあの六祖慧能大師も五祖弘忍禅師に八カ月参じて法を嗣いでいます。そういうことがあるのだと思います。

ともあれ、「正受老人の教えを受け継いだのは白隠禅師である」ということが、その後の禅の世界において伝統として刻まれるようになりました。その白隠禅師のもとから優れたお弟子が出て、その弟子たちが優れた人たちを更に育てて、白隠の教えを受けた人が末広がりに広がった。そうして明治の時代には、臨済宗の十四の大本山それぞれの、最初に言った小さな「商店街」の「店主」は皆、白隠禅師の教えを受け継ぐ者たちになっていったのでした。それが現在の臨済宗なのです。

病の兆し

ともあれ、正受老人のもとで厳しい修行をして、飯山で町の托鉢をしていた時のこと。精神を集中していて、ある家の前でお経を読んでいたら、おばあさんが「あっちへ行ってくれ」と言うのに、気づかずにいたものですから、おばあさんに箒で叩かれて卒倒したというのです。これも飯山の人は「こんなふうに、お坊さんを叩くようなことはしない」と言います。托鉢をしていて断られた、というくらいにしておきましょうか。

年譜には、おばあさんは「あっちへ行け」と言ったけれども、白隠禅師はひたすら心を集中していたので、そのまま立っていた。おばあさんは怒って竹箒を手にし、「あっちへ行けと言うのに、まだグズグズしているのか」といって竹箒で打った。白隠禅師はそこで気絶した。しばらくして、息を吹き返してみると、それまでわからなかった禅の問題が、全部はっきりした、とある。箒で叩かれたのは本当かどうかわかりませんが、大きな悟りを得たのです。それは確かなのでございましょう。

ところが、白隠禅師はその後、だんだんと病にかかっていくのですね。よく尋ねられますが、「悟る前に病になるのならわかるけれども、なぜ、悟りを開いたほどの厳しい修行の末に？　正受老人も大いに一目置いたほどの方が、なぜ病になっていったのか？」という問題があります。一つは、修行に一途に打ち込み過ぎていたのでしょう。

年譜には、「心火逆上《しんかぎゃくじょう》」といって頭脳が火のように熱い、とあります。博覧強記の人で、晩年に書いた著述を見ても、ものすごい記憶力で頭脳明晰なことがわかります。今で言えばコンピューターのような頭脳を持っていたのだと思います。それが加熱し過ぎて、頭脳が火のように熱くなった。逆に腰や足が氷のように冷たい。両方の目はいつも涙を浮かべる。耳は耳鳴りがする。お陽さまに向かえば恐ろしくなる、気遅れを生じる。暗いところにいれば怖くなってしまう。考え思えば疲れてしまう。悪夢を見てはうなされる。目を覚ましても気力が消耗する。ものを食べても消化しない。衣を着ても暖気がない、温かい感じがしない、というような症状になり、世間や人に対処しようというような思いがなく、まるで廃人のようになっていった。こういう症状、いわば鬱状態になっていたのが、二十五、二十六歳ですね。

そのことについては、坐禅修行の度が過ぎたためにこのような重症になった、実に治りにくい禅病というものだ、と書かれてあります。特に臨済宗の禅の場合は、公案というものを調べていきますから、公案の難しい理論的な面を究明することにあまりにも集中し過ぎたために、こういう症状になってしまったのだろうとも言われています。

禅病の治癒

平たく言えば、無理をし過ぎたということなのだと思います。そこで二十六歳、誰かに京都の北白川に白幽《はくゆう》という仙人がいると聞いて訪ねていったということなのですが、これはまったくのフィクションだとして間違いないと思います。この前の年に白幽は亡くなっているのです。これも謎ですね。

白幽の「内観の法」というのは、確かに伝わっていたのでしょう。白隠からずっと後の時代に、良寛さんという人が「この白幽仙人の説かれた健康法をやって、そのおかげで今も元気なのだ」と書いた記録が『良寛全集』の中にあるのだそうです。ですから一つの健康法としては、当然、白隠禅師の時代にもあったのだろうと思います。それをあたかも、直接白幽仙人に習ったかのような記述の仕方をしたというのが、事実なのではないかと思います。その教えを受けた人から聞いたことを物語にしたのが、この『夜船閑話』という本だと思います。『夜船閑話』には白幽仙人は二百歳とか三百歳とか書いてありますし、書物によっては四百歳になったりしています。

『夜船閑話』と似たような書物というのは、白隠禅師には四種類あります。一つは、『寒山詩闡提記聞《かんざんしせんだいきもん》』というものの上巻。ここに『夜船閑話』のもととなる記述があります。これは白隠禅師六十二歳の時の書物で、一番早いですね。それから『遠羅天釜《おらでがま》』の中にも『夜船閑話』の記述と一致するところがいくつかあります。『遠羅天釜　巻之上』。白隠禅師六十四歳。それから『遠羅天釜　巻之下』。ここでも軟酥を用いる内観の具体的な方法を述べており、白幽仙人から伝えられたとも記している六十五歳の書物。そして現在伝わっているところの『夜船閑話』。これが白隠禅師七十三歳の時の書物です。

それぞれ白幽仙人が出てきますが、すべて年齢が違う。しかし、『夜船閑話』という書物を読むと、本当に訪ねていったのではないかと思わせるような書きぶりなんですね。洞窟の中に仙人がいて、そこに机があって、机の上には『中庸』と『老子』と『金剛経』だけが置いてあった。ただし、置いてある書物も、著作によって違う。まあ、そういうものなのでございましょう。

「あなたは坐禅修行の度が過ぎたためにこのような重症になった。これはどんな鍼灸でも治らない。坐禅のために病になったのであるから」というので、鍼灸でなくして、「内観の法」によって治すほかないであろうと、内観という秘訣をここで受けた。それからもう一つが、「軟酥の法」の教え。これを用いて、白隠禅師は健康を回復していくのです。

それから、人間が変わっていくようになるのですね。白幽仙人から教わったという健康法によって病を克服して元気になり、どんなところへでも出向いていけるほど、大きな自信になった。白隠禅師は晩年、七十歳を過ぎて『夜船閑話』を書いた頃に、「自分は齢七十を越えて、疲れることをまったく知らない」ということを書いています。

「七十歳を超える歳になったが、少しも病、わずらいもなく、歯も欠けず、目や耳もはっきりしており、時として老眼鏡を忘れることもある。月に二度の法話も怠ったことがない。各地の求めに応じて、三百人、あるいは五百人を集めて、五十日、あるいは七十日、経典、祖録の提唱をすること五、六十会《え》に及んだが、その間一日も欠いたことはない。心身ともに健康で、気力は二、三十歳のときよりも遥かに勝ってきている。すべてこの内観の法のおかげであると思うのである」と、『夜船閑話』の序文に書いておられます。七十歳を越えても本当に元気で、八十何歳で亡くなるまで活躍をしていたという方なのです。

そういう元気を得ていた元が、白幽仙人という方に会って、「内観の法」と「軟酥の法」を教わったこと。その後は沈むことはないのですね。やはり、姿勢と呼吸を調えるという身体的なものに裏打ちされて、自信が揺らぐことがなくなるのではないでしょうか。そうして健康を回復して、三十二歳で自分が出家した原の松蔭寺にお戻りになる。それからは、後進の指導にあたっていく。

最大の転機

大きな転機が四十二歳の時。秋に『法華経』を読んでいた時、庭のコオロギが鳴いている声を聞いて『法華経』の真理に目覚めた。これを弟子の東嶺《とうれい》禅師などが、白隠禅師の本当の悟りだと表現しておられます。自分だけが救われるというのではなく、迷っている人、苦しんでいる人を導かねばならないと目覚めたのが、この四十二歳のときです。それからは、諸方の求めに応じて、日本全国いろいろなところを歩いて、説法をし、坐禅の指導をなさる。

六十歳を過ぎて『延命十句観音経』をお広めになる。七十六歳で三島の龍澤寺《りゅうたくじ》、これは今も白隠禅師が開かれた修行道場、僧堂になっていますが、ここを開く。ほぼ亡くなるまでお元気で過ごされた。さらに八十四歳まで長生きされた。この当時の八十四歳ですから、現在ならば百歳以上の値打ちがあるくらい、長生きされて禅の教えを示されたということなのですね。ざっとあらまして言うと、このような白隠禅師の生涯です。

さらにそのお弟子さんの東嶺さん、その他のお弟子も優れていて、その弟子の弟子たちが全国に広がっていって、今日、白隠禅一色になった。日本の臨済禅というのは、栄西禅師の教えを学んでいるというよりも、皆一様に白隠禅師の教えを学んでいるというのが現実なのです。

『夜船閑話』の執筆時期

さて、本当かどうかは別としても、二十六歳の時、白隠禅師は白幽仙人という方から「内観の法」と「軟酥の法」を教わった。しかしそれを本にするのはずっと後、晩年になってから、『延命十句観音経』を広められたのと同じ頃です。この時期に何があったかというのは、非常に明確なことがありました。

我々の修行の世界でいちばん大事なのは、教えを継承していくということです。自分の教えを継承する者を作るというのが、いちばん大事なことなのですね。そこで私が着目するのは、白隠禅師の教えを継承した東嶺禅師の存在です。東嶺禅師が白隠禅師のところへやってくるのは白隠禅師が五十九、六十歳くらいになってから。そして、白隠禅師が『延命十句観音経』を広めたり、この『夜船閑話』を書いたりする頃というのは、東嶺禅師が修行を完成させた頃なんです。東嶺禅師という、白隠禅師が生涯かけてこの世に残すべき、禅の継承者を作り出したと同時に、堰を切ったように「人々のために」というふうに変わっていくのです。

それまでは、自分の教えを完全に受け継ぐことのできる人材を求めて、鍛える、ということの方に、はるかに力を費やしていたと思われます。そうでないと縦に教えが伝わっていきません。横には広がっても、縦に伝わっていかなければなりません。東嶺禅師が参禅にきた。これは優れた人物だ。白隠禅師は自分の後継者を完全に得た。そうして自由な立場で、書物を書いたり説法をしたりできるようになっていったのだと見ています。『延命十句観音経』と同じ頃だというのが面白い。大衆路線に舵を切ったのです。

そういうわけで東嶺禅師の存在は極めて大きかったと思います。白隠禅師は、東嶺禅師に早くから目をつけて、破格の扱いをしています。やってきてすぐ、ああこれだと思ったのでしょう。「よし、任せることができる」というのが大きかったと思いますね。

そして、東嶺禅師が白隠禅師のことを上手に顕彰しています。白隠年譜というのは東嶺禅師が書いたのです。性格はだいぶ異なりますが、お師匠さんを上手に立てて、お師匠さんの教えが正統であることを位置づけたと言ってよいかと思っています。

白隠禅師は酒も飲めばタバコも吸う、おおらかなところがあるのですけれど、東嶺禅師は逆に戒律を厳格に守る方でした。白隠禅師はタバコを吸っていても、東嶺禅師がやってくるとパッと隠すんですね。けれども東嶺禅師は「どうぞ」といってタバコを差し出して、というような場面もあります。上手にお師匠さんを立てて、良い関係を築いていたと思います。

信仰心と修行

ところで宝永の噴火の時の話は、私はとても好きな話なのですけれど、自分がもし、悟りを開いて世の中で大事にされるような僧侶になるのであれば、神々が守ってくれるはずだと、もしたいしたお坊さんになれないのであれば、今死んでも構わないという、そういう思いですね。論語の中にも同じような言葉があります。正しい道を行っていれば、どうして天が見捨てることがあろうかと。そういう自信なのではないでしょうか。

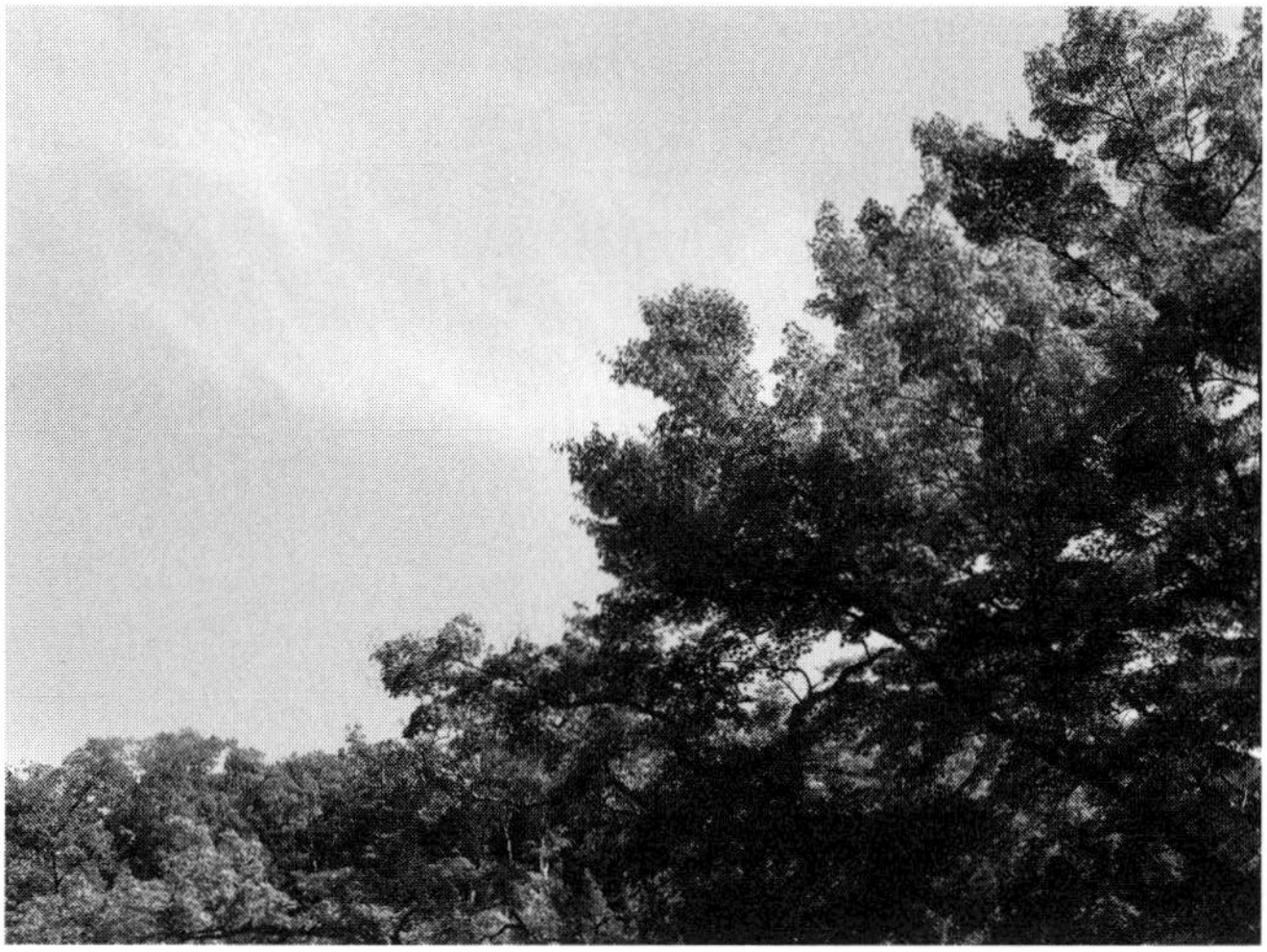

白隠禅師は、天神様、観音様を信仰したというように、常に信仰心というのを持ち続けておられたように思います。晩年も天神様の名号を、結構たくさん書いていますからね。我々のような合理的社会ではなくして、目に見えない、仏やブッダとはまた違った、日本の神々、何か自分たちを守ってくれる神々というものを信仰しているというところはありますね。

天が守ってくれる、天に祈るというようなことが、ここにも出てくるし、十九歳のときに馬翁和尚のところでの虫干しのときも、「私の道を示してください」と天に祈って、一冊の書物を選んだとも出てきますから、やはり信仰心というのは強かったのだと思います。そういう信仰というのは、修行をしていく上においては大きな力になっていくと思いますね。自分には神々がついているのだと思うことは、大きな力になるでしょう。

それから更に、私達の体には八百万《やおよろず》の神々が宿っているのだとも説いています。そして、その八百万の神々をお祀りするのは、坐禅である。腰を立てて丹田に気を充実させて、正身端坐することだと説いています。この言葉は、私が初めて十歳でお寺に行って坐禅した時に老師がお話しくださって、感動いたしました。八百万の神々がこの体に宿っているというのは、すごい教えだと思いました。

八百万の神がいると言っても今ではぴんとこないかもしれませんが、人間の体は六十兆の細胞が私を生かしてくれているわけです。また、細胞だけでなく、腸内細菌も膨大な数が働いていて、私の命が保たれているわけですし、空気や水、温度、湿度、あらゆるものが関わって、今、自分の命が成り立っている。昔の人は、それを八百万の神が宿っているという表現にしたのではないでしょうか。

自分の力だけではない、数え切れないほどの八百万の神が身中に収まっているのだ。それをお祀りするには、腰骨を立てて、気を丹田に満たしめて、体を真っ直ぐにして坐禅することだと書いてあります。白隠禅師のそういう言葉を聞いて、感動しました、小学生の頃でした。

坐禅に行けば、白隠禅師の『坐禅和讃』というのを読むわけでして、白隠禅師の話を聴いたり、白隠禅師の生涯のことを勉強したりします。私の場合は地獄を恐れたというよりも、死とはどういうものか、というのが大きな問題で坐禅をしておりましたが、なにか非常に似通ったものを感じました。そうして、白隠禅師のような生き方というのを目指したいと漠然と思うようになりました。

書物では、朝比奈宗源《あさひなそうげん》老師の本に出会いました。朝比奈老師は白隠禅師を手本に修行して、死の問題を解決したとあるから、実にそのとおりだなと思って、白隠禅師の年譜はよく読むようになっていきました。そこから学んだことの一つが、信じるものを持つという、信仰の力ですね。それが白隠禅師は大きいと思いました。

私自身の体験からいきましてもね、やはり神様、仏様という、私を超えた何かが守ってくださっている、というようなことがないと、修行の世界は身一つで、「果たして自分にこういう修行が務まるのであろうか」という大きな不安の中を行きますので、守ってくれている存在があると信じるのは、大きな力になっていきますね。

私が出家して僧になったのが、東京都文京区白山《はくさん》にあるお寺ですけれども、学生の頃にある時お墓を掃除していましたら、一寸五分、四〜五センチくらいの銅製の観音像を土の中から見つけましてね。それをずっと、自分の守り本尊として持ち続けているのですよ。観音様がいつもどこでも見守ってくれているのだ、必ずなんとかなるんだと、観音様を念じるということをずっとしてきました。修行時代は、そんなにたくさんのものを持てませんから、その間手放さなかったものというと、この観音像くらいじゃないかな。今でもお祀りしています。

やはり信じるものを持つ、信仰心というのは、現代人から見るとちょっとどうかなと思うかもしれませんけれども、やはり自信というものにつながりますよね。

2 内観の法と軟酥の法

内観の法

「内観の法」というのは、修行者のために書かれています。修行する者が、あまりにも修行に根を詰めすぎると、心火逆上《しんかぎゃくじょう》、頭の方にばかり重心がきてオーバーヒートしてしまい、心身が疲弊してしまう。そういうときには、鍼や灸や薬を以て治そうとしても無理である。まず、坐禅工夫をやめ、公案という禅の問答も一度手放して、まず眠りなさいと説かれます。

そして、まだ眠りにつかないとき、横になって、両足を伸ばして強く壁を押すように踏み揃えて、自分の元気を臍の下、下腹、腰、脚、足の裏に満たして、気海丹田腰脚足心というものを心に念じなさい、と言っているのですね。一度ゆったりと、体を解き放つというのでしょうか。そういうことが大事なのだと。

原文には、「わがこの気海丹田腰脚足心、まさに是れわが本来の面目、面目なんの鼻孔かある」とあります。今の時代にはちょっと難しい表現ですが、「自分のお腹、腰、脚、足の裏、これが本当の自分だ」と心のなかで思うわけです。それから、「自分のお腹、腰、脚、足の裏、これが自分の故郷《ふるさと》だ」と思う。そして「自分の腰、脚、足の裏、これが本当に安らかなところだ」と思うのです。そして最後に、「このお腹、腰、脚、足の裏、これが本当の理想の自分だ」というふうに。自分にわかりやすい言葉にして思うのがいいでしょう。白隠禅師は「妄想《もうぞう》すべし」と書いています。坐禅では「妄想するな」と教えるのですが、こういう良いイメージを起こすべきだと説いて下さっているのです。

やはり、頭の方に血が上るのが良くないのです。椎名先生が「上虚下実」と説いてくださっているように、重心を下腹、腰、脚、足の裏、下の方に充実させるために、妄想《もうぞう》、イメージを利用するのですね。良い妄想を使って、良い妄想の力を積んでいくと、いつしか元気や気力が腰や脚、足の裏に充実してくる。そして、お臍の下がふっくらとしてくる。このようにすると、自ずと体は調うのだというのが「内観の法」です。

この意識のはたらきが大きいのです。白隠禅師は、長寿を保つのは体をしっかりと調えることだ、それは気をお臍の下、下腹に満たすことだと言っています。そしてそれは、そう思うことによってしかできないのです。腹筋に力を入れるというような、力むことではありません。そちらに自分の中心があるのだと思うことによって、下腹に気が集まるのです。気というのは思いによって成り立っていきますから、そういう良い思いを作り、下腹に重心を置くことで体が調和していくのです。

ただし漢方の先生と話した時に、必ずしも下にばかり気を置くだけではないということを教わりました。

白隠禅師の場合は、頭の方に血が上っていたから、気を下に置いたのです。頭脳明晰、博覧強記で、いろんな事を考えていたものですから下に置くことによって調っていったのです。でも逆に気鬱、気が落ち込んで鬱状態になった人には、少し上の方に上げることも必要ではないかと、その漢方の先生は仰っていました。瑩山《けいざん》紹瑾《じょうきん》禅師の書かれた『坐禅用心記《ざぜんようじんき》』の中には、坐禅中に気が沈んでしまうような時には、心を「髪際眉間に安んず」といって心を髪の生え際か眉間に置くようにと説かれています。気持ちがとろーんとしているときに、下にばかりやっていると、本当にとろんとして眠ってしまうこともあります。そういうときは眉間や髪の生え際の方に意識を向けるということは、実際にありうると思います。でも概ね丹田を調えることによって、全体は自然に調っていくとは思います。いずれにしろ、正しい姿勢と正しい呼吸をすることで、心身の具合は矯正されますから、お臍中心、上虚下実の体になっていくということが、一番の元気のもとになります。

それによって自然に消化も良くなり、食欲も増進しますし、よく眠れるようになります。気力も旺盛になりますし、いい事ずくめです。横になってできるものですしね。全身が緊張している時にも良いと思います。横になることによって背骨が真っ直ぐになって緩みますから。

ただ呼吸をしながら、自分の意識で、本当の自分は、頭ではなくして、お腹、腰、脚、足の裏だ、というふうにイメージを使っていく、そこが安らかな世界、理想の世界だと自分に言い聞かせる養生ですね。

これなんかは、私もちょいちょい実践をするようにしていて、ありがたいことに、だんだんと心身の健康を取り戻していくことができました。このように、手放すというか、ほぐすというか、緊張をゆるめるというか、これが修行の上では大事です。緊張だけではもたないということです。

このごろマインドフルネスというのが流行っているでしょう。あれにボディスキャンというのがあって、それにもよく似ている。ガイダンスで、自分の呼吸が鼻から通って、足の裏に抜けていくように誘導してくれるんですね。初めてやった時に、内観の法と一緒だと思いました。

軟酥の法

もう一種の「軟酥の法」は、内臓を意識して、それから全身を調えるものです。お薬バターのような、架空のものをイメージするのです。先ほどのように、お腹や腰、脚は実際にあるものですから、それに意識をして力を入れるというのは、やりやすいですね。それに対して「軟酥の法」はないものをイメージするのですから、一層イメージの力が強い。イメージの力で、自分の体の全体が調っていくという方法だと思います。頭の上にバターがあって、それがずっと自分の内臓を上から下へ溶かして潤していくのです。

イメージする時には、ありのままの状態を観察する力と、それを良くしたいという意志の力との、両方があるのだと思います。良くなっていくという強いイメージを持つから、違和感も感じやすくなるのではないでしょうか。ありのままで、ありのままを感じるというのは、かなり難しいのですね。何もない状態で何もない状態を知るというのは、ものすごく難しい。良い方にしていこう、良いイメージを持とうとすると、それに逆らうようなもの、滞りをきたすようなものを感じて、今の状況がよくわかるのだと思います。そのために、一つの方向性をあえて作っているのだと思います。

何の方向もなく、ありのままが見えれば、それは理想でしょうけれど、かなり難しいものです。呼吸法でも、ありのままの呼吸をしてみろといわれると、これが難しいんです。むしろ、「吐く息を長くしましょう」などと言われたほうが、人間は意識しやすいものです。「吐く息を長くしましょう」という方向性を付けると、そこで初めて呼吸を見つめることができるようになります。そうして究極的には、ありのままの呼吸に気づくというようになると思います。最初から何の方向性もなしに、ただありのままの呼吸をどうぞ、と言われても、なかなかね。方向性があるからありのままが見える。こうじゃないでしょうか。

ただ、私の感覚としては、その違和感を感じるだけで、かなり良くなっていると思います。本当に悪い状態というのは、違和感を感じない状態ですから。「ああ、ここに凝りがあるな」と気がついているだけで、凝りというのはかなり緩和されていくと思います。無理に流そう、流そうとすると、これはかえって抵抗になってしまう場合があるものですから。ただ感じているというのが私は理想だと思います。感じていれば、自然治癒力というのがありますから、それは自ずと矯正されると思うのです。人間の集団でもそうですね。ちょっと困った者がいるなと思っても、それを矯正しようとしたり、追い出そうとしたりすると、必ず暴れます。だから、そういう者もいるんだと思って、黙って見ていることが究極だと思いますのでね。

だから私は、見ている、気づいているということで調っていく、という考えを持っています。軟酥の法にしても自然と流れていくくらいのイメージならばいいのでしょうが、あまり強く流そうとすると抵抗になるのではないかと思うのですよね。人間の体というのは、あまり強く「治そう」とか「良くしてやろう」と思わなくても、そこに意識をもっていけば、気づくだけで、必ず良い状態へと流れが調っていくものだと思います。調ってゆく様子を、ただこちらは空っぽになって観察をしているだけだというのがよろしいかと思います。

やっぱり「慈悲」とかなんとか言うと、「何かをしよう」とか「何かをしてあげよう」とか、「悲しみを取り除いてあげよう」などと何かしたがるんですけれども、そういうのはかえってはからいになってしまいます。ただじいっと感じているだけで、そこに気持ちが集まっていきますから、自然と調ってゆくものです。

違和感、異物も、取り除こうとするんじゃなくして、ふわぁっと、ああここに今何かがちょっと滞っているなと感じているだけでいいと思います。何か違和感があるなというふうに気づいていれば、自然と、その治癒力というものが働いて、その固まっていたものがほぐれるだけです。別に違和感がどこかにいくということはないんですね。たとえば手拭いとかハンカチをくしゃくしゃにして縛っていたのが、ふわぁっとほどけただけであって、その塊がどこかへ行ったわけではないでしょう、ほどけただけですから。というのが、私の感覚ですね。

3　禅と健康

公案の病

禅病の症状とは、「観理《かんり》度に過ぎる」という言葉通りの状態です。理を観るというのは、理論的に、公案の問題をどうしても頭で究明しようとする、思考で理論を究めようとしてしまう、ということになるのでしょう。そうすると、視神経や頭にばかり緊張がきてしまって、心身のバランスが崩れていくのではないでしょうか。

これは現代人にも言えるんじゃないでしょうか。ずっとパソコンばかりやっていると、動いているのは目と頭と、指の数センチだけですからね。ずっと座ったままだから、首も肩も腰もガチガチになってしまって、頭だけが加熱してしまうのでしょう。白隠禅師が行っていた公案の工夫とは異なりますけれども、症状としては似たようになる要因は大きいですね。

また、公案の修行に独特の一種の圧力というのも、たしかにあります。あえて二律背反を突きつけるのですね。なにか言ってはいけない、黙ってもいけないとかね。異なる二つの概念を突きつけて、どうにもならないような状況に落ち込ませていって、そこから超越する体験をさせようとするのですね。

正しい禅観とは、無観ですから、何の観もなくなる状態です。究極に至れば病はないはずですが、見ようとする、極めようとする、そうした無理な力が強くなっていくと、自分自身の余計な力、緊張が自分自身の体を害していくということだろうと思います。それを突き抜けさえすれば、無の状態になるんですが、そこへ行く手前で体が悲鳴を上げるということだと思います。

やはりそこには、余計な緊張があるのでしょう。心身を害するような緊張は取れたほうがいい。緊張がなくなって、単にだらけるのは困りますが、余計な力みはない方がよいものです。そのような緊張を除いて、正しく坐るのです。「坐禅は安楽の法門」と言われているわけですから、正しい姿勢で坐ると安楽になるはずなのです。ところが腰に力を入れ過ぎて力んで坐っていることが多い。それは病の原因にしかなりません。それに意味があるとは思いません。
病気になって、病気を克服するというのには大きな力が要ります。大変だしリスクもあります。だから
それを、病気にならないうちにちゃんと「内観の法」なりを用いて緊張を解いて、調えてやった方が、し損じはないのです。
「内観の法」によって緩ませるというのは、緊張が解けていくという働きがありますが、それは単に緩むのでなく、正しいところに矯正していくという具合です。それによって心身が調えば、尚一層、坐禅もしっかりできるようになるし、公案もしっかり工夫できるようになると思っています。

臨済禅の身体性

はじめに、臨済禅というのはよくわかりにくい教えだとお話ししました。拠り所となる経典もなければ、仏様を特別拝むということもしない。中には仏様を燃やして焚き火した和尚もいるくらいです。もっともこのようなことは真似るものではありません。でも、臨済禅師の語録の中には「仏法は用功《ゆうこう》の処無し、祇《た》だ是れ平常無事《びょうじょうぶじ》。屙屎送尿《あしそうにょう》、著衣喫飯《じゃくえきっぱん》、困《つか》れ来たれば即ち臥《ふ》す。愚人は我れを笑うも、智は乃ち焉《これ》を知る。」という一節があります。岩波文庫の『臨済録』の訳によれば、「仏法は、造作の加えようはない。ただ平常のままでありさえすればよいのだ。糞を垂れたり小便をしたり、着物を着たり、飯を食ったり、疲れたならば横になるだけ。愚人は笑うであろうが、智者ならそこが分かる。」ということです。服を着ること、ご飯を食べること、大便小便に行くこと、自分の二本の足で歩くこと。こんなことは当たり前ではないかと人は笑うかもしれないけれども、しかし本当にわかる人は、これがいかにすばらしいことかをわ

かる、と『臨済録』の中で言っています。

今の時代にしても、いろんな分野でこの教えは生きると思っています。例えば、これからの世の中において成功できるだろうか、自分など評価されない、承認されないのではないかと悩む若い人がいます。そういう人には、人間というのは、ご飯を食べて、寝て、歩けば上等だと言えば、これは大きな自信になるでしょう。後のことは飾りくらいに思っておけばいい。何かもっと、それ以外のところで評価されないといけないと思って、あくせくしているのではないでしょうか。

本当に大事なものは、失ってはじめて気がつくものです。白隠禅師はそこに「健康」という積極的な意味を見出した。禅の教えというのは、はじめに教義があって、それを学ぶというよりも、自分自身で体験して、教義はあとから確かめてゆくところがあります。白隠禅師もご自身の体験から、健康の大切さを体感されたのです。

私は白隠禅師ほどの修行をしたわけではございませんけれども、少しばかり体力には自信があって無理を重ねた結果、体の方が悲鳴を上げたということもありました。そこで養生する、体を養うということをしなければ、どんなこともなし得ないと思いまして、少し養生ということも勉強するようになりました。白隠禅師の『夜船閑話』もそれ以前から知っていましたし、それにまつわる書物なども読んでいました。それから、『夜船閑話』の影響もあると言われている岡田虎二郎の、岡田式静坐法の勉強などもしていました。そこでもう一度、そういう物を残された白隠禅師のありがたさを思い、健康というものはやはり大事にしなければならないと思ったものです。

健康であるということは一番幸せですよ。ご飯を食べて、眠って、ちゃんと服を着ていれば立派な人間で、すばらしいことです。

でも人間は、老人になるとそれができなくなりますね。自分で服が着られない、食べさせてもらえなければ食べられない、自分でトイレに行けない。そこで初めて、ご飯を食べること、眠ること、大便小便すること、それがいかに尊いことか気づくのでしょうね。

若者にも言えます。当たり前だと思っているけれども、それらは素晴らしい宝だ、財産だということです。失ってから気づくより前にその価値を知って、人間というのは大便小便して、自分で服着て、歩いていれば、立派な人間だ、後のことは飾りだと思っていればこの世の中を結構楽しく生きていけるのではないかと思うのです。

それを本当に、二千五百年前にブッダが言っています。『法句経』の二〇四番に、「健康は最高の利得であり、満足は最上の宝であり、信頼は最高の知己であり、ニルヴァーナは最上の楽しみである」とあります。これはやはり、真理です。その健康に着目したのが白隠禅師ですね。

健康という言葉

あらためて「健康」という語については、漢和辞典を調べてみると面白くて、健康の「健」の方は、まっすぐに立てるという意味があるんですね。すっと立つ、すっと立ち上がるという意味が本来の意味です。建築の「建」は、物を建てるという意味にしか使われなかった。そこに人偏を付けた。人間の体が真っ直ぐに立った状態というのが、健康の「健」の成り立ちだそうです。「康」の方は、患いのない状態を言うのだと、漢和辞典にありました。「健」のほうがより一層、身体的な、すっと立つという、姿勢のことを想定しているような気がします。

また、「康健」と「健康」、諸橋轍次《もろはしてつじ》先生の『大漢和辞典』には、確かに両方出ているのです。「康健」は白居易の詩など、いくつか中国の古い古典の用例が出ています。『禅関策進《ぜんかんさくしん》』という禅の語録にありますし、日本でも五山文学に見られるのだそうです。

そして、「健康」も出ています。しかし、用例は二つ。健康診断と健康保険証。諸橋大辞典にこの二つです。これはもう、現代の言葉ですよね。中国の古典の用例がここに出ていないということは、存在しなかったということなのだと思います。また、白隠の法語は漢籍でないからここでは書かれなかったのかと想像します。

それにしてもなぜ、白隠禅師は「康健」ではなく、「健康」を使ったのでしょうか。「堅剛」という言い方は以前から心身の状態を表す言葉としてあったので、堅剛がなまったのではないか、という説もあります。心身堅剛という言葉はあったそうで、そこから心身健康になったのではないかというのです。はっきりしたことはわかりません。

それでも、一つ二つならたまさかでしょうが、十の書物に十六カ所も用いているということですから、白隠禅師としては気に入って用いたのでしょう。しかし今、こんなに「健康」ブームになるとは、さすがの白隠禅師も思いもしなかったでしょうね。自分が使った言葉がこんなに広まっているとは。

「上虚下実」の深い意味

白隠禅師は世の中や国を治めることにも「上虚下実」は通じると説かれています。上虚下実を大名たちに説いていますす。常に下にということは、民に心を置けということです。上を空にしろ、上役のことばかりを気にするな。体が、上虚下実で心を下に落ちつけていけば調うように、国を治めるにあたって、やはり下にいる人たちのことを常に思わねばならないと。

当時の大名は贅沢をして、年貢の取り立てを厳しくして、民衆は飢えていたという一面もあるようです。白隠禅師の時代には一揆が多く起こっています。岡山の方へ行ったときにも、姫路一向一揆の跡を通って、住民たちの悲惨な様子を目にするんですね。それで大名を諫める手紙を書くようになったのです。この上虚下実の理論は、白隠禅師にとっては国、民を治めるということにも敷衍していくのですね。

近年の研究ですが、静岡の清水区に小島《おじま》藩という藩がございました。小さな藩ですが、そこの龍津寺《りょうしんじ》というお寺に白隠禅師が説法に招かれていくのですね。当時二十代だった藩主も、説法を聞きに来ていた。藩主に対して白隠禅師は手紙を書くのです。それが『夜船閑話 巻之下』です。

これは御政道、政《まつりごと》について書かれています。上は軽くしろということから大名は質素な暮らしをしろと説くのです。そこで出費が増えてはいけない。それから役人たちに気をつけろ。自分たちの利益ばかりをむさぼってはいけない。民を大事にしろ。上虚下実の理論で説くんです。

ところが小島藩の松平公は、それを聞かずに自分の側近たちを大事にして、苛烈な年貢の取り立てに走ってしまう。とうとう小島藩で一揆が起こりかけるのです。そこで、白隠禅師が関与したであろうという研究があります。一揆を起こしてしまうと、首謀者は全員打首になってしまいます。それをしないように、寺社奉行《ぶぎょう》や小島藩主の親戚などに、上手に手を回して、藩の人事を一新させるのですね。それに関わったのが白隠禅師であろうと推測されています。証拠はありません。証拠があれば白隠禅師も罰せられますからね。でも状況証拠から察すると、これは白隠禅師だろうという近年の研究によって発表され、書物になっています。『白隠　江戸の社会変革者』という本で岩波現代全書で二〇一四年に出ています。高橋敏先生の著作です。

白隠禅師が「常に下に重心を置くように」というのは、単に健康だけでなく、民のこと、一般の百姓を大事にしろという教えにつながるのです。これが江戸時代の中頃、元禄時代から終わりにかけてのことです。歴史的に見れば、元禄文化の花が咲いた平和な時代と思われますが、同時代に姫路百姓一揆、それから岐阜の郡上八幡《ぐじょうはちまん》の郡上一揆もありました。白隠禅師は、民衆が年貢を払えずに夜逃げしたり、娘を身売りしたり、一家心中したりという悲惨な状況を目にしているんですね。そういう人たちに一層目を向けてゆかれました。『延命十句観音経』を広めたのも、そういう人たちに信じる力、希望を与えたいということであるし、健康法が敷衍して、民を重くしろ、下を篤くしろという教えになった。

結局小島藩は、農民の言い分がすべて通って、苛烈な年貢の取り立てをしていた役人は全員罷免されて、年貢が軽減され、皆助かったのでした。その数年後に白隠禅師が別の寺へ説法へ行ったときには、百姓や地元の人達がまるで蟻のように大勢集まって、本堂の床が抜けたと書かれているのですね。その法語が残っています。ですから白隠禅師は「上虚下実」を、単に身体のことだけでなくして、大きく藩政、御政道にも用いて、実際に大名に諫言《かんげん》していました。証拠がないから確かとは言えませんが、百姓一揆の人たちをも救っていった。下に、重心を下に置くというのが白隠禅師の基本なのです。国の健康が大事なのは今も一緒です。

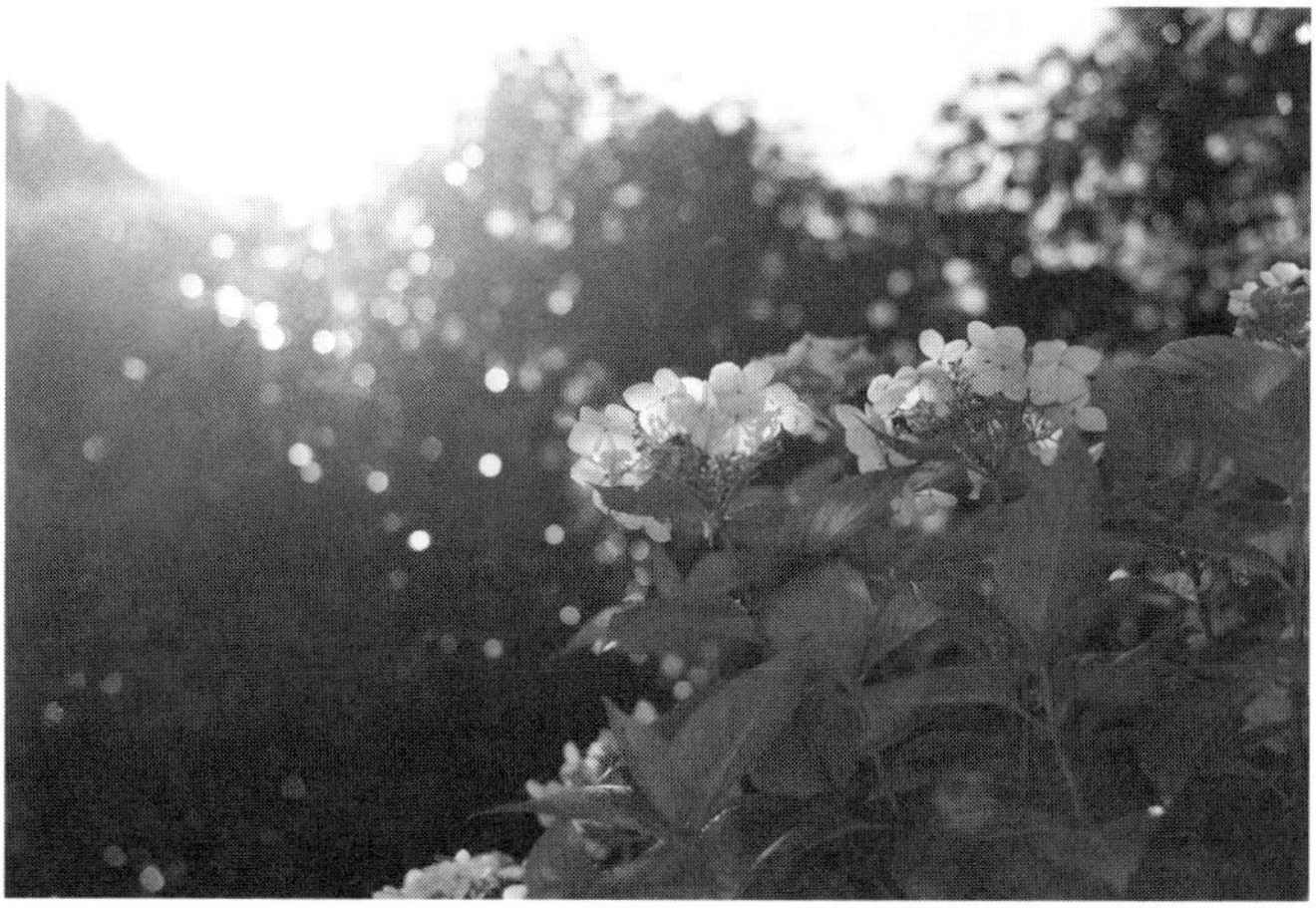

現代における白隠禅師の再評価

今でこそ「白隠禅師は臨済宗の中興の祖だ」と言いますが、権威というのは後から付けられたものなのです。しかし近年、白隠禅師というものに対する評価が再び上がってきました。二〇一二年に渋谷のBunkamuraで「白隠展」が開かれたことの影響も大きいでしょう。白隠さんの禅画は、特に海外の人から、随分な人気を呼びました。また芳澤勝弘先生の功績も非常に大きく、白隠禅師の絵だけでなく、賛《さん》も読んで解釈を付けて、わかりやすくご紹介してくださっています。白隠禅師を学ぶシンポジウムや講演会が本当にたくさん行われるようになっていきました。

そうしたなかで、私が注目したい白隠禅師の著作は二つあり、一つは『延命十句観音経』、もう一つは『夜船閑話』なのです。これらは、オーソドックスな白隠研究からいくと、それほど重く見られていないところです。特に『延命十句観音経』は、現世利益的な一面が強いものです。いわゆる高尚なものではない、という見方がされています。しかし私は、一般の人たち、厳しい坐禅の修行はできないような多くの人たちのために、心の安らぎとなるような観音様への信仰というものを教えて導かれたというのは、白隠禅師の大きな功績だと思うのです。

平戸藩の大名、松浦静山《せいざん》公の『甲子夜話《かしやわ》』という江戸時代の書物のなかに、「この頃は町で『延命十句観音経』という経がたいそう流行っている」という記述があるのですね。それくらい『延命十句観音経』が読まれていたというのです。そういう信仰心を強調してくださったところは非常に大きくて、私の処女作である『祈りの延命十句観音経』（春秋社、二〇一四年）という本にもなりました。

それともう一つが「健康」ですね。健康は失ってみて初めて知るところがあります。失って初めて、その尊さに気づいた。そういう大きな体験だったのではないかと思います。若くして健康を失い、人と会うこともできない状態になったために、病がないというのは素晴らしい状態なのだと気づいて「健康」と名付けたのでしょう。

今日においても「健康」は大事なことです。長寿社会になりますが、健康で長生きしないと考えものであります。また昨今盛んになってきているメタバースの世界にしても、結局は、現実の自分の口からものを入れなければ食べることにはなりませんし、自分で手洗いへ行かなければ出すことにはなりません。そういう世界では、気が狂う人も出てくるのですね。これから病は深くなる。食べることに喜びもない、ちゃんと排泄もできない、夜眠れないというのが現代の苦しみでしょう。そういう人たちのために、禅は原点に還る教えだといわれます。その通りなのです。

結局、人間が生きるということは、臨済が言ったように、ご飯を食べて寝て、服を着て歩くことにあるのです。それらを滞りなくできるという状態は、「健康」という、素晴らしい最高の幸せだという教えです。それを、禅の世界は明確に示しています。

（付）『夜船閑話』現代語訳（伊豆山格堂訳）

序

宝暦七年（一七五七）の春、京都の本屋《ほんや》小川なにがし（松月堂・小川源兵衛）とかいう人が、はるばる急ぎの手紙を書いて、私の侍者に宛ててよこしたが、曰く、〝うかがうところによりますと、老師の沢山な古い書きものの中に、『夜船閑話』とかいう草稿がありますそうで、その内容は、不老長寿を理想とする道教思想にもとづいて、一切《いっさい》生命の根源たる「気」や「精」を養い、人体に、血液と気息が充ちるようにする事、『老子』の長生久視、即ち長命の秘訣が集めてあり、いわゆる神仙の、不老不死の薬《くすり》を練り上げる秘訣《ひけつ》が説かれていると申します。それ故、世間の研究心の強い人達がこの書を見たいと思うのは当然で、ちょうど日照《ひでり》に雨をもたらす雲や虹を待っているようであります。たまたま雲水連中がコッソリ写している者があっても、大事にして人には見せず、丁度、仙人の宝を箱に入れて隠しているようであります。実にもったいないことで、出版業者たる私は、それを刊行して永久に後世に伝え、人々の渇望を充たしたいと存じます。老師は常々、人の為めになる事をするのを老後の楽しみとしておられます由、人を利する事ならどうしてこれを惜しまれましょうか〟と。

侍者はその手紙を、私に差し出した。私はニコニコして承諾した。

そこで、徒弟達が古い文箱《ふばこ》を開くと、『夜船閑話』の原稿は、紙魚《しみ》に食べられている事半分以上である。徒弟達は早速それを訂正して写したのであったが、その訂正された原稿が既に五十枚にもなったので、封じ包んで京都に送ろうとした。私が皆より年長たるため、皆が由来を書いて下さい、としきりに要求した。私も辞退しないで書くことにした。


私は三十三歳で鶴林山《かくりんざん》松蔭寺の住職となり、今は七十三歳、およそ四十年になったわけだが、住山以来修行にくる雲水は寺の敷居をまたいで寺内《じない》に入《い》るや否や、師たる私の厳《きび》しい教えを甘んじて受け、棒で打たれてもありがたいと思って逃げ出さず、十年二十年の修行をし、此の寺で死んでもいいとさえ思う者もあった。ここに来る僧は皆、禅門の俊英ばかりであった。それらの僧は、松蔭寺が狭いので、わかれわかれになって、寺から一里内外の所にある古家《ふるいえ》や古寺《ふるでら》、破れた社《やしろ》等を借りて住み、松蔭寺に通って修行した。朝夕苦労し昼は飢え夜はこごえる有様である。口にする食物は野菜に屑麦《くずむぎ》であり、耳に触れるものは、私から与えられる激しい喝（どなり声）や口汚く罵る声であり、骨身に徹して受けたものは私の打つ拳《こぶし》や棒であった。見る者余りのひどさに顔をしかめ、聞く者はゾッとして冷汗を流す始末。さすがの鬼神も涙を浮かべ、悪魔外道《げどう》も哀れに思って合掌するであろうという程である。

彼等が初めて松蔭寺に来た時は、美丈夫で名高い楚の宋玉《そうぎょく》や魏《ぎ》の何晏《かあん》のように、皮膚がつやつやして膏《あぶら》ぎっていた者も、間もなく、晩年肺病で困窮した唐の詩人杜甫《とほ》や、苦吟甚しかった同じく唐の詩人賈島《かとう》のように、衰弱して顔色やつれ、或いは宋玉の師の屈原《くつげん》が、失意の末に沢のほとりをさまよいながら詩作に耽っているのに逢うような有様になってしまう。いのちがけで参禅する勇猛の優れた人物でなければ、何の楽しみもないこのような所に片時《かたとき》もとどまることが出来る筈はない。

それ故、屢〻《しばしば》修行が各自の体力の限度を越えた人々は肺臓を悪くし、水分が枯れ、下腹部の痛む病が持病となり治りにくくなる恐れがある。これを憐み心配して、私の不快な顔つきの日が長く続いたが、或る時急にふびんで我慢出来なくなって、遂に我《が》を折り老婆心を出し、それらの者たちに「内観」の秘訣を授けることにした。

そこで内観の法だが、それは次の如きことである。参禅修行をしている優れた人物が、若し心臓の鼓動が激しくてのぼせ、身心疲労し、肺・心・肝・脾・腎の五臓が調和しない場合には、これを針・灸・薬の三つで治《なお》そうとしても、たとい中国の名医華陀《かだ》・扁鵲《へんじゃく》・倉《そう》公といえども容易に治《なお》すことはできないだろう。自分には仙人の還丹《げんたん》という秘訣がある。但し中国道教のそれとはちがう。君達ためしにやって見たらどうか。雲霧を払って太陽を見るような不思議な効《き》きめがあるだろう。

若し此の秘訣を実践しようと思うなら、しばらく公案（禅問題）工夫《くふう》の修行をやめ、先ず熟睡してから目をさますのだ。まだ眠りにつかず目を閉じない時に、長く両足をのばし、強く踏みそろえ、全身に籠もる天地根元の気をへそ下の下腹部、腰と足、足のうら土踏《つちふ》まずに充たしめ、いつも次のように観念するといい。

わがこの気海丹田（へそ下の下腹部）・腰・脚・足心（土踏まず）そのままずべて是れ我が本来の面目（本心・本性）である。その面目（顔つき・様子）はいかなる様子をしているか？

我が此の気海丹田は、そのままずべて「唯心の浄土」（浄土は我が心）である。その浄土にはいかなる荘厳《しょうごん》があるか。

我がこの気海丹田はそのままずべて「己身《こしん》の弥陀《みだ》」（弥陀はおのれ）である。その弥陀はいかなる法を説くか？

繰《く》り返《かえ》し繰り返し繰り返し常にこのように観念すべきである。観念の功果がつもると、一身の「元気」がいつの間にか腰・脚・土踏まずの間《かん》に充ち足りて、臍下丹田《せいかたんでん》・下腹部がひょうたんのように張って力があること、あたかも蹴鞠《けまり》に使う皮製の鞠《まり》をまだ篠《しの》打ちしない時のようであろう。このようにひとえに観念し続け、五日七日乃至二週間三週間を経過しても、今迄の五臓六腑の「気」の滞《とどこお》り、神経衰弱や肺病等の病気が徹底的に治らなかったら、この白隠の首を切り取ってもよろしい。

ここにおいて皆の者は喜んで礼拝し内密に内観の法を精進実践したが、悉く不思議の功果をあらわした。功果の遅速は精進の程度によるものの、大半は皆全快した。各人は内観の奇功を讃美し続けた。

師曰く、お前達は神経衰弱が全快したからとてそれで満足してはいけない。心病が治れば治るでいよいよ修行しなければいけない。いよいよ悟ればいよいよ精進すべきだ。この老僧が初めて修行した時、難治の重病にかかってお前達の十倍も苦しんだものだ。進退窮まってしまった。いつも心ひそかに考えていたことは、生きて此の憂いに沈んでいるよりは、早く死んで此の皮袋のようなつまらぬ肉体を捨てた方がいいということである。ところが何という幸いなことか。此の内観の秘訣の伝受で全快できたこと、現在のお前達と同じであった。

道の最高を極めた人、私の師、白幽子のいうには、この内観法は神通力を得た仙人になるための、長生不死の霊妙な術で、中《ちゅう》や下《げ》の人間でもこれによって寿命三百歳になるであろうし、上《じょう》になるといくつまで生きるか分らないということであった。自分はそこで大いに喜んで、およそ三年専ら内観を実践した。そのため心身次第に健康になり、気力も次第に盛んになった。

そこで重ねて心ひそかに考えたことは、たといこの内観法を実践して彭祖《ほうそ》仙人のように七、八百歳の寿命を保ち得たとしても、それだけでは単に虚無で無知な役に立たない者であるに過ぎないであろう。古狸が古巣で眠っているようなもので遂には亡びてしまう。葛洪《かっこう》・鉄拐《てっかい》・張華《ちょうか》・費張《ひちょう》のような仙人達を今一人も見ることができない。徒らに長生きしてもしようがない。それよりも、大乗仏教の四弘《しぐ》誓願を起し、大乗菩薩《ぼさつ》の行為を学び、常に法を人の為めに説き、宇宙に先立って死せず、宇宙に後《おく》れて生ぜざる、宇宙とピッタリ一つになった不退転堅固な仏の真の姿を体得し、悟りを開き、金剛不壊《こんごうふえ》の仏身を成就《じょうじゅ》する方がよいということである。

ここに於いて大乗禅をめざす真正の参禅修行を志す勝れた人物両三人を道友とし、内観と参禅を合せて修し、内観で心を耕し参禅で煩悩と戦うこと、考えてみるともう三十年になる。年々一人ふえ二人ふえという調子で、今やもう二百人になろうとしている。その間、四方から集まって来た修行僧の中には、修行に疲れくじけ、倦み怠る者も出《で》、あるいはのぼせあがり、発狂しそうになる者もあったが、それらの者を憐れみ、ひそかに此の内観の秘法を伝授し、たちどころに快癒せしめ、一歩一歩深く悟らしめている。

自分の年は本年七十を越えたが、少しの病もなく、歯が抜け落ちることもなく、眼や耳もますますハッキリし、ともすれば老眼鏡を忘れる位である。毎月二度の説法今もって怠ることなく、諸方の請待《しょうだい》に応じ、三百人五百人の人々の集まりで、或いは五十日、七十日もの間、経やら禅録やらを講本として、雲水僧の所望に従ってやたらに説きまくることおよそ五、六十回に及んだが、遂に一日たりとも午前の講座を休んで、そのため外来の人々が講了後の斎座《さいざ》（中食）に出ないで散ずるということはなかった。身心ともに健康で、気力に至っては二、三十歳の時より遙かに勝《まさ》っている。これ皆内観の秘法の不思議な効果によることと思う。

松蔭寺止住の雲水達は皆感涙にむせび礼を正していうには、師よ、仏の大慈悲心でどうか内観の秘法の大略をお書きとめ下さい。書きとどめて、のちのちの禅病で疲れたり倦んだりする我々のようなやからをお救い下さいと。私はすぐ承諾し、立ちどころに原稿が出来上った。

稿中いかなることが説かれているか。

そもそも生命を養い長寿を保つに必要なことは、先ず身体を鍛えることである。身体を鍛えるためには、霊妙な生命力たる「神気《しんき》」を臍下丹田に集中させることが大切である。「神」が集中すれば「気」というやや物質的な生命力が集まってくる。気が集まる時にはそっくりそのまま私の真の錬丹が出来上る。真丹が出来れば身体が堅固になる。身体が堅固になれば神気が完全になり、神気が完全になれば寿命が長くなる。これは仙人の九転還丹《くてんげんたん》の秘訣に契《かな》っている。丹は決して外なる物ではなく、己れの内なる物たることを知るべきである。ひたすら心火を下げて、気海丹田の間に神気を充たしめるにあるのみである。わが松蔭寺の雲水達よ、此の大切なことをはげみ怠ることがないならば、禅病を治療し疲労を救うのみでなく、禅の奥義・悟りの問題について長い間解決を求めていた人々は、内観の功によって疑問のかたまりが解け大いに手を打って大笑する程の大歓喜《だいかんぎ》を得ることであろう。唐の耿湋《こうい》の詩の一句に「月高うして城影尽《つ》く」とある。高い心境・深い悟境のもとでは月が高く昇って城影がなくなるように身心ともに解脱《げだつ》し、身心ともにけがれが尽き、健康になるのである。

時に宝暦《ほうれき》七年丁丑《ひのとうし》の年正月二十五日

窮乏庵主飢凍、香をたき、深く首を下げて拝し、謹んで序文を書いた。

夜船閑話

（一）

私が初めて参禅学道を始めた時、誓を立て、勇猛精進《しょうじん》の信心を起し、あとへ引かぬ不退転の求道心《ぐどうしん》を起し、精励刻苦二、三年たった時、一夜忽ち悟りを開いた。今までの多くの疑惑が根本から解け、人間が長い間生れかわり死にかわり苦しむ輪廻《りんね》の業《ごう》の根元が、徹底的に水泡の如く無くなった。思うに、道は人を去ること遠き彼方にあるものではない。『中庸』に言う通りで道は近きにある。古人が悟るため二十年三十年を費やしたというが甚だ信じがたい。自分は二、三年で悟ったではないかと、手の舞い足の踏む所を知らざることが数ヶ月続いた。

ところがその後、日常を反省してみると、動《どう》と静《じょう》の二つの境涯、日常と坐禅が全く離ればなれで調和していない。進退・去就の動作がぎごちなく自由でない。それで大いに踏《ふ》ん張《ば》って今一度死に切って大悟《だいご》しなければと、歯をくいしばり両眼を開いたまま坐禅をし寝食を忘れるばかりの修行を始めた。ところが一ヶ月にもならないのに、心火逆上してのぼせあがり、肺が衰え、両脚は氷雪の中に漬けたように冷え切り、両耳は耳鳴りして渓声を聞いているようである。肝臓と胆嚢の働きが弱まり、動作がおずおずし、心は疲れ切った状態で、寝ても醒めても種々の幻覚を生じ、両腋下にいつも汗をかき、両眼にはいつも涙がたまる状態であった。

それで遍《あまね》く名僧を尋ね、広く名医を探し求めて治療を受けたが、百薬寸功なしであった。

時に或る人がいうのに、山城《やましろ》の国（京都府）白河の山中に巌窟生活をしている人がある。世人はその人を白幽先生と名づけている。不思議な長寿で百八十歳から二百四十歳を経過しており、人里を三、四里程離れた処に住み、人に逢うことを嫌い、人が尋ねて行けば必ず走り避ける。悧口か馬鹿か分らない。村民は仙人とだけ言っている。聞く処によると、故石川丈山氏の師で天文に通じ深く医道に達している。人が礼をつくして教えを乞うなら、たまには意味深長な話をしてくれる。帰ってからこれを考えてみると、大いに人のためになる言葉である、ということである。

（二）

そこで宝永七年（一七一〇）正月中旬、ひそかに旅支度をして東美濃《みの》（岐阜霊松院）を出発し、京都に入り黒谷を経て直ちに白河村に到り、荷物を茶店におろして白幽先生岩窟生活の処を聞いた。村人は遙か向うのひと流れの渓流を指し、そこを上って行きなさいと教えてくれた。そこで渓流の水声に従って遠く山渓にわけ入った。ちょうど一里ばかりで渓流が無くなり、樵夫《きこり》の通う道もない所に出た。

時に、一人の老人がいたので道を聞くと、遙か高い雲霞の所を指した。そこを見ると黄と白の一寸余りの四角なものがあって、雲霧が動くにつれて見え隠れしている。それが白幽先生住居の洞窟の入口に垂れ下っている蘆《あし》で作ったすだれであるという。そこで私は衣の裾をからげ、険しい岩を踏みしめ、おい茂る雑草をおし分けて登って行った。雪や氷は草鞋《わらじ》にしみ込んで冷たく、雲や露は僧衣を濡らした。苦しいあぶら汗を流して漸くの事で蘆づくりのすだれの所に至れば、風景絶佳、俗世間を遠く離れた感じである。心は震え上り肌《はだえ》は粟《あわ》だつばかりであった。

しばらく岩の根に椅りかかり呼吸を数百回数えて心を落ちつけ、少したってから衣を振って塵を払い襟を正し形を整えて、おそるおそるかしこまってすだれの中を見ると、白幽子が目を閉じてキチンと坐っているのがぼんやり見えた。しらがまじりの黒髪は長く垂れて膝に達し、顔色《がんしょく》赤く美しく棗《なつめ》のようである。大きな粗末な布製の上着を着、軟かい草のむしろの上に坐っていた。岩窟の中は狭くて五、六尺四方しかない。生活に必要な物は全くなく、机上に『中庸』と『老子』と『金剛経』が置いてあるばかりであった。

私はそこで礼をつくして、詳しく病気の原因を告げ且つお救い下さいとお願いした。しばらくして白幽子は眼をあけ、つくづく私を見て、ゆっくりと告げていうには、自分はこの山中で半分死にかけた無用の人間です。樝《しどみ》（草ぼけ。地梨）や栗を拾って食い、鹿などと一緒に睡っている。この外に何も知らないのです。お愧《は》ずかしいことだが、遠路わざわざ貴僧に来ていただいても何もお答えできないのです、と。

私はそこで何度も繰り返してお尋ねしてやまなかった。

すると白幽子は静かに私の手をとり、精しく五臓を診察し、九ヶ所の脈どころを観察した。爪が長くて五分《ぶ》もあった。気の毒そうに顔をしかめて言うことには、困ったなあ。公案工夫が度を過ぎ、修行の節度を失したので、とうとうこんな重症になったのです。あなたの禅病は医者の力では治しにくいのです。もし鍼《はり》・灸《きゅう》・薬の三つの物によって治療しようと思うと、名医の扁鵲《へんじゃく》・倉公《そうこう》が力を尽くし華陀《かだ》が考え抜いても大した功果はないでしょう。あなたは坐禅観法が過ぎて身体を痛めたのですから、懸命に内観の工夫をしなければ回復することはできないでしょう。『入大乗論』に「地に因って倒れるものは地に因って起《た》つ」とある言葉は此の道理を示しています。治すには薬でなく内観の法によるべきです。

私がいうには、何卒《なにとぞ》内観の極意《ごくい》をお教えください。学びながら実行いたします。

（三）

白幽子はキチンと威儀を正して、落ちつき払って言うには、ああ、あなたは問うことを好む人で結構である。私が昔聞いたところを少しあなたにお伝えしましょう。これは養生の秘訣で、知る人稀です。怠らずに此の秘法を実践すれば必ず立派な効果が現われましょう。長生きも亦期待できるでしょう。

そもそも、万物の根源、『老子』にいう「大道」は、陰と陽の両儀・二つの要素に分れる。陰陽の両儀・二要素が交わって人と物が生れる。人や物の生ずる前から存する先天の元気・力・エネルギーは人体に具わって、体内を音もなく運《めぐ》り、五臓（肺・心・肝・脾・腎）が連関して存し、血や気のめぐる筋の「経脈」が体内に行きわたっている。全身をめぐって生命力となる陽の気を衛といい、食べ物から得られた陰の血を営というが、衛気と営血が経脈を通り昇降循環すること、昼夜およそ五十回である。五行《ぎょう》の金《きん》たる肺は陰の臓で横隔膜《おうかくまく》の上にあり、五行の木《もく》たる肝臓は陽の臓で横隔膜の下にあり、五行の火たる心臓は「大陽」で体の上部、胸にあり、五行の水《すい》、腎臓は「大陰」で下腹部にある。五臓には七神、七つの霊力が存する。脾と腎にはそれぞれ二神があるので、合計七神になるのである。吐く息は心・肺から出、吸う息は腎・肝に入る。一《ひ》と吐《は》きに気血が脈搏で進むこと三寸、一《ひ》と吸《す》いに同様三寸進む。一昼夜に一万三千五百の気息・呼吸がある。脈が一身を巡ること五十回。火は「軽浮」で常に上に昇りたがり、水は「沈重」で常に下に流れようとする。若し人これを知らずに公案工夫度《ど》を越える時には、心火逆上し肺をこがし呼吸を困難にする。肺という母が苦しめば子に相当する腎も影響を受けて病《や》み精力が衰える。肺と腎が共に疲れ傷つけばそのため五臓が衰え、六腑が乱れる。それで人体を構成する四大、地《ち》・水《すい》・火《か》・風《ふう》の四要素に増損（減）過不足の不調和状態が生じ、四大不調、病気になり、四大のそれぞれに百一の病気を生ずる。四百四病とはこれである。いかなる薬も効なく、多くの医者もすべて手を束《つか》ね遂に手の施しようがなくなってしまう。

　思うに、生を養うことは国を守るようなものである。明君聖主は常に下層の人々に専ら気をくばり、暗君庸主は常に心を上層の人々に向けている。上ばかり見ていると、九卿《きゅうけい》といわれるような高官達が権力に誇り、百官は天下の寵愛をあてにして、少しも民間の窮困を考えない。村里には飢えて青ざめた顔の者が多く、都には飢え死にする者が多い。賢良の臣は容れられずに跡をくらまして隠れ、臣民、君を瞋《いか》り恨むに至る。諸侯離反し、四辺の夷狄《いてき》蛮民が競い起って叛乱し、庶民を極度の苦しみにおとし入れ国家を滅ぼすに至る。これに反し、心を下《しも》民衆に用いる時は、九卿の高官を始め百官倹約につとめ常に民間の苦労を忘れない。農民に食料の余裕ができ、農婦に衣料の余裕が生ずるから、多くの賢人も来って官に仕え、諸侯も恐れ心服し、民富み国強く、命令に違反する民衆なく、国境を侵す敵国もなくなる。それ故、敵襲を告げる銅鑼《どら》の音を国が聞くことなく、民衆は武器の名も知らない。

　人の身についても事は同じである。至人、達道の人は、常に心臓の気を下《しも》に充実させる。心気が下に充実する時は、喜怒等の七情より生ずる病が体内に生ずる事なく、寒暑等から生ずる、四つの外からの邪気も冒さなくなる。気・血共に充実し、心が健やかで薬を口にすることなく、針灸の苦痛をからだが受けないですむのである。ところが凡人達は常に心臓の気を上に勝手にのぼらせている。そうすると、心臓の火が肺臓の金《きん》を傷め、五臓六腑を疲らせ苦しませるに至るのである。

それ故荘子曰く「真人（至人）の息《いき》は是を息するに踵《くびす》を以てし、衆人の息《いき》は是を息するに喉《のんど》を以てす」と。「踵（くびす。かかと）を以て息《いき》す」とは心気が丹田に集まれば腹式呼吸になり、息がかかとから出るような感じになることを言うのである。朝鮮の医家許俊曰く「蓋し気下焦（膀胱の上。丹田）に在るときは其の息遠く（長く）、気上焦（心臓の下、胃の上）に有るときは其の息促《しじ》まる（ちぢまる。短くなる）」と。元時代の陳致虚（号、上陽子）曰く「人には真一（真正統一）の気あり、丹田の中に降下《げ》するときは一陽また復す。若し人始陽初復、一陽来復の候《きざし》を知らんと欲せば、丹田の辺りに生じた暖気を以てしるしとすべし」と。およそ生を養うの道は、上部は常にさわやかで涼しく、下部は常にあたたかでなければいけない。

元来、心経《しんけい》・肺経《はいけい》等経脈の十二（十二経）は支《し》の十二（子《ね》丑《うし》寅《とら》等、暦法の十二支）に配し、月の十二に応じ、時の十二に合致する。易《えき》の六爻《りくこう》が変化し再び周《まわ》って来て一年を全うするようなものである。五陰爻《いんこう》が上、一陽爻《ようこう》が下なのを「地雷復《ふく》」（䷗）というが、季節の上では冬至《とうじ》の候《とき》である。荘子の「真人の息《いき》は是を息するに踵《くびす》を以てす」ということであろう。三陽爻が下にあり、三陰爻が上にあるのを易の卦で「地天泰《たい》」という（䷊）。季節では正月である。万物発生の気を含んで、すべての草木が春来って成長の恩沢を受ける時である。これは至人が元気を下に充たしむる象《かたち》である。人がこれを得る時には、気血充実し気力勇壮である。五陰爻が下にあり、一陽爻が上にある卦を「山地剥《はく》」という（䷖）。九月の候である。天がこの時になると、林の木も色を失い草木が凋落する。これは荘子がいう「衆人の息《いき》は是を息するに喉を以てす」るの象《かたち》、人これを得れば形容枯槁し歯牙揺《ゆら》ぎ落ちるの時である。この故に『延寿書』に曰く「六陽共に尽《つ》くるときは是れ全陰の人、死し易し。須らく知るべし、元気をして常に下に充《み》たしむ。是れ生を養うの枢要なることを」と。

昔、中国古代の仙人呉契初《ごけいしょ》が石台《せきだい》先生にお目にかかって教えを乞うに当り、斎戒沐浴、飲食等の生活を慎しみ湯あみして身心を清め長生不死の薬、金丹の作り方を尋ねた。先生曰く、「私には根元的な奥深い霊妙な秘術があるが、最上の器量を具えた人でなければこれを伝えることはできない」と。中国上代の仙人黄（広）成子はこれを黄帝に伝えた。帝は三七二十一日斎戒してこれを受けた。

元来、大道の外に真丹はなく、真丹の外に大道はないのである。考えてみると、色声香味触《しきしょうこうみそく》の五塵より生ずる五欲を離れる五無漏《ごむろ》の教えというものがある。君達が六欲を去り眼耳鼻舌身《げんにびぜっしん》の五つの感覚がそれぞれその本来の働きを忘れるときは、分別のない先天的の精気・本来の面目が、ありありと目前に充満する。これこそ、かの太白道人が言うところの「我が天を以て事《つか》うる所の天に合《がっ》する」ことで、われわれ人間に存する先天的元気・精気を、更にその根元たる天地に充ち満ちている元気・精気に合一させるということである。

孟子がいう「浩然《こうぜん》の気」をまとめて、臍下丹田のあたりにおさめ、歳月を重ねてこれを中国宋時代の大儒程伊川《ていいせん》や朱熹《しゅき》の「守一無適《しゅいつむてき》」の状態、精神を集中して、外物に心を移し奪われないようにつとめ、いったん、仙丹を煉るかいなどはひっくり返し、道教的立場を越えて、禅の悟りを得る時は、内外《げ》・中間《げん》、四方・四維、至る処が一箇の大きな仙薬になってしまう。

この時に於いて初めて、自分が天地に先立って生ぜず天地と共であり、虚空《こくう》におくれて死なず虚空と共であるような、真の長生不死の大神仙であることを悟り得るであろう。是を真正の仙丹を錬る功が成就した時節とするのである。列子《れっし》のように風に御《ぎょ》したり、或る仙人のように霞《かすみ》に跨《また》がり、後《ご》漢の仙人壺《こ》公のように地を縮めて見せたり、唐の黄檗《おうばく》禅師が山中で遇った僧のように、渓流を踏んで渡ったりするような瑣末な幻術を以て本懐とするものであろうか。大海をかき廻して酥酪《そらく》のような美味な牛乳製品を作り、大地を変じて黄金とするような自由な働きを以て人を利する利他行《りたぎょう》を行ずることこそ本懐である。

昔の賢人は言う。「金液還丹」ということは、丹は丹田を意味し、金液は肺の血液を意味しており、肺の血液を丹田に還《かえ》すことであると。このことをよく理解して実践してもらいたい。

（四）

そこで私は申しました。「謹んで御命令を承わりました。しばらくの間、禅の修行をやめて、禅病を治すことを期待して御教訓を実践することに致しましょう。ただ一つ心配なのは明《みん》時代の医家李士才が丹渓の医法を評して〝清降に偏す〟と言ったのに当るのではないかということでございます。心を一ヶ処に制限しますと、気血が或いはとどこおることがないでしょうか」と。

白幽先生ニコッと微笑して言うには、

「そんなことはない。李氏が言っているではないか。火の性は燃え上がるにあるから是れを下さなければならない。水の性は下るにあるから是を上らせなければならない。水が上り火が下る。是を名づけて〝交〟という。交わる時を易《えき》では〝既済《きさい》〟という、交わらない時を〝未済《みさい》〟という。交《こう》は生の貌《かたち》、不交《ふこう》は死の貌である。李氏が丹氏を評して〝清降に偏なり〟というのは、丹渓を学ぶ者の弊を救わんとした為めである。

古人（唐の啓去子王冰《ひょう》）がいうには、〝相火《しょうか》が上《のぼ》りやすいのは身の苦しむ所であり、水を補うのは火を制するためである〟と。思うに、火には君《くん》・相《しょう》の二義がある。君火《くんか》は上にあって静をつかさどり、相火《しょうか》は下にあって動をつかさどる。君火は一心の主であり、相火は宰相である。この相火にも二種がある。腎《じん》と肝《かん》である。肝は雷に比せられ、腎は竜に比せられる。それで竜を海底に潜ませておけば決して激しい雷が起ることもなく、雷を沢の中に納めておけば、決して飛び上る竜もないであろう。海も沢も何れも水でないものはない。これこそ相火の上《のぼ》り易いのを制止する語ではないか。

また言うには、心臓が疲れている時には血気衰え、心火逆上するために熱する。その時は、それを補うには心火を下して腎水に交わらせるのである。これを補《ほ》と言うのである。易《えき》で言う既済《きさい》の道である。あなたは前に心火が逆上したから此の重病が起ったのである。若し心火を降下させなければ、たとい三界《さんがい》世界中に存するいかなる秘密の法を実践し尽くしても治らないだろう。それにまた私の姿が道教の徒に似ているので、大いに仏教と異なっているように見えるかも知れないが、私は禅なのだ。あなたが他日悟る折あらば、そうだったかと呵々大笑することであろう。

抑《そもそ》も観《かん》なるものは無観が正《しょう》観である。無観、分別を離れた認識が正観であり、仏教的には正しい認識である。多観、多岐に亘る観法は邪観である。先きにあなたは多観をし公案工夫《くふう》を過ごしたので此の重病にかかった。今それを救うために無観を、公案を用いずに内観を以てしたらよいのではないか。あなたが若し心炎・意火・心火をとり静め、これを丹田《たんでん》下腹部と、足の裏土踏《つちふ》まずの間におくならば、胸の中が自然にすずやかに、あれこれ思い煩うことは少しもなく、一滴の識浪情波なく、心の波が立つことは全くなくなる。観音経にいう真観清浄《しょう》観とはこの事である。諸法実相の理を観じ平等・空に体達する空観・真観と、それにより万物を仮有《けう》と見て、差別にとらわれけがされることのない清浄観である。あなたは禅観をやめることはない。ただその方法を改め内観によればいいのだ。仏のお言葉に、心を足の裏、土ふまずにおさめると百一の病を治することができる、とある。阿含経《あごんきょう》には酥《そ》を用いる方法が説かれている。心の疲れを治すこと最も勝れている。

天台大師の『摩訶止観《まかしかん》』に病因を論ずること詳しい。治療法を説くことも甚だ精密である。十二種の呼吸法があってこれがよく色々な病を治す。また臍中に心を豆の大きさの如く観じて置く腹式呼吸法がある。その要旨は心火を降下して丹田及び足心に収めることにある。これはただ病を治すだけでなく、大いに禅観を助けるのである。

思うに、〝止観〟の〝止〟に繋縁止《けえんし》・諦真止《たいしんし》の二種がある。諦真止は、諸法実相を観ずる天台円教の観心であり、繋縁止は心気を臍下丹田に収め守ることを第一とする。修行者がこれを用いると、大いに利益がある。

昔、永平寺の開祖道元禅師が宋に行って如浄《にょじょう》禅師を天童山《てんどうさん》において師として仰ぐ事になった。或る日道元禅師は如浄禅師の居室に入って教えを請うた。如浄禅師曰く〝道元さん、坐禅をする時には心を左の掌の上に置くべきです〟と。是れ取りも直さず天台智顗《ちぎ》大師のいう繋縁止の大略である。智顗大師が初めて此の繋縁《けえん》内観の秘訣を教えて、兄《あに》鎮慎の大病を万死の中でお助けになったことは、精しく小止観の中で説かれている。

又白雲和尚曰く、自分は常に心を腹の中に充満させておく。弟子達の言行を匡正《きょうせい》し彼等を統率し、客に応待し、修行者に接し、臨時の小参《しょうさん》説法を行い、多勢のための普説《ふせつ》をしたり、様々の場合にそれは無限の力を発揮する。年をとってから殊に利益が多いように思われる、と。誠に尊ぶべきことである。これは思うに中国古代医書『素問』にある〝恬澹《てんたん》虚無、無欲であっさりして物事にこだわりがなければ真気（元気）

是にしたがう。精神内に守らば病何れより来らん〟という語に基づかれたのであろうか。また〝内に守る〟要点は元気を一身の中に充実させ、三百六十の骨節、八万四千の毛穴、髪の毛一本程も元気が欠けたところがないようにすることが必要で、これこそ生を養うのに一番大切であることを知るべきである。

仙人彭祖《ほうそ》曰く〝精神を和らげ心気を養い導く法は、深く密室を閉じ、臥床を置き、敷物を暖め、枕の高さ二寸半、身を正してあおむけに臥し、眼を閉じ心気を胸の中に閉じ込め、軽い鴻毛《こうもう》を鼻の上にかざし、鼻息で動かなくなって三百息数えてから、耳に何も聞こえず目に何も見えずというようになることだ。こうなると寒暑も侵すことができず、蜂やさそりも毒することができない。寿命も三百六十歳、真人・仙人に近いと言ってよい〟と。

又、宋の詩人蘇東坡曰く〝腹がへったら食事をし腹一杯になる前にやめる。散歩逍遙して腹をすかせるように努力し、空腹の時に静かな部屋に入り、正坐して黙って出入の息を数えよ。一息より数えて十息まで到り、十息より数えて百息に到る。百息から数えて千息に到る頃には、身体不動山《やま》の如く、心しずまり返り虚空《こくう》に等しくなる〟と。このような状態が長く続くと、一息もすることなく、息の出入がなくなり、息は八万四千の毛穴の中から雲散霧消の状態となり、長い間の諸病がおのずから治り、諸障自然になくなることをはっきり悟るであろう。譬えば盲人が忽ち眼を開くようなものである。そうすれば人に道を聞く必要もなくなる。ただあなたにとり必要なことは、平生言葉数を少くして元気を養うことだ。この故に『褚氏遺書』に云うのである。〝目の力を養う者は常に目を閉じ、耳の力を養う者は聞くことを常に避け、心気を養う者は常に沈黙しているのである〟」と。

(五)

私(白隠)が言う。酥《そ》を用いる方法をお聞かせいただけませんでしょうか。

白幽先生曰く、「修行者が坐禅を実践している時、四大不調、身心ともに疲労したことを感じたなら、心を奮い立たせて、このように想像したらよい。

たとえば色彩や香気が清らかで、鴨の卵のような大きさの輭蘇《なんそ》(軟酥)を頭の上にひょいと置いたと仮定する。そのにおいと味《あじわ》いは何とも言いようもない位すばらしいものだが、それが頭全体を潤し、次第にじわじわと辺りを潤しながら下《くだ》って来て両肩両臂《ひじ》に及び、両乳、胸と腹の間、肺、肝、腸、胃、背骨、腰骨、と次第に潤しそそぐ。この時、胸中にたまった五臓六腑の気のとどこおり、疝気《せんき》やその他局部的の痛みが、心気の降下に従って降下すること、水が下に流れるようであり、はっきりその音が聞こえる。蘇は全身を廻り流れ、両脚を温かく潤し、足の土踏まずに至ってとどまる。

修行者はそこで再び次の如く観ずべきである。じわじわと潤しながら流れ下る蘇の余流・支流が、積もり湛え、暖めひたすことは、あたかも世の良医が種々の妙《たえ》なる香りのする薬を集め、是を湯で煎じてふろおけの中に湛え、自分の臍より下をつけひたすようなものだ。

此の観をなす時、華厳《けごん》経にいう通り一切唯心造であるから、鼻はたちまち妙香を聞き、皮膚に妙《たえ》なる軟酥が触れる心地がする。身心快適なることは二、三十歳の時より遙かに勝っている。此の時に当って、五臓六腑の気の滞りをなくし、胃腸を調和し、おのずから肌に光沢を生じる。もし此の観法を勤めはげむなら、いかなる病でも治らないことなく、いかなる徳も積むことができる。どんな仙人にもなれないことはないし、どんな道でも成就できないことはない。その効果の遅速は、修行者の精進修行が綿密か否かに依るのみである。

私（白幽）は幼時多病であなたの病気の十倍も悩んだ。医者はすべて見はなすに至った。種々の手段をつくしても救いの手だてがなかった。ここに於いて天地の神々に祈り、神々の御加護を請い願った。ところが何たるしあわせか、はからずも此の輭酥《なんそ》の妙術を受けることになった。歓喜に堪えず心を籠めて精進修行した。一月もたたないのに多くの病の大半は治ってしまった。それ以来身心が軽《かる》がるとした感じになるばかりであった。まるで馬鹿のようになってがんばり、大の月か小の月かも分らず、年が閏年《うるうどし》かどうかも知らず、世事に心を用いること次第に軽微になり、俗世間の古い風習もいつしか忘れたようになってしまった。自分の歳が今年何十になるということも知らない。中年の頃、然るべきわけあって若狭国《わかさのくに》（福井県）の山に隠れることおよそ三十年、世間の人すべてこのことを知る者はない。その間のことを顧みると、まるで黄粱半熟の夢の話のような儚《はか》ないものである。

今、この山中無人の処に住み、此のやせ衰えた身体に粗布のひとえを二、三枚着て、真冬の寒気が綿を通す夜といえどもからだを凍えさせることもなく、山田の米もなくなり、穀物の栄養をとらないこと数ヶ月に及んでも、凍えたり飢えたりすることがないのは、皆この観の力ではないか。私は今もうあなたに一生用いつくせない秘訣を語りおえた。此の外更に何を言うことがありましょうか」と言って、目を閉じて黙って坐られた。

自分もまた目に涙をためて、礼を述べて辞去した。

（六）

自分はゆっくり洞口から下山の途についたが、もはや夕方で、木々の梢《こずえ》がわずかに夕日に輝いていた。時に、岩に下駄が当る音が山谷にこだました。驚き且つ怪しんでおそるおそる辺りを見まわすと、遙かに白幽先生が巌窟を出て自《みずか》ら送ってこられるのが見える。白幽先生近付いて曰く、「人も来ないこの山路では西も東も分らない。おそらくあなたはこまるであろう。この老人がしばらく帰りみちの御案内をしよう」と言って、大形の駒下駄をはき、細い杖をつき、高い岩を踏み、険しい山道をのぼる様子は、身軽に平らな道を行くようで、談笑しながら先に立って歩いて行く。山路を遙かに六・七町ばかり下って、あの渓流の処に到ると、そこで言われた。「此の流れに随って下ると必ず白川の村に出るだろう」と。そう言って悲しげに別れた。しばらく力無く立って、白幽先生の帰って行かれる姿をジッと見送ると、老人ながらその歩きつきの勇壮なること、超然として世を遁れ、羽が生えて仙人となり天に登る人のようであった。羨しく思うと共に尊敬の念を抱いた。自分は長く一生涯このような優れた人に随従して学び得ないことを恨めしく思った。

さてゆっくりと寺に帰って来て、絶えずかの内観を、常に心を潜めて実践したのであるが、わずか三年にもならないのに、従来のいろいろな病気が、薬も飲まず、鍼灸を用いることもなく、自然になくなってしまった。単に病気を治したばかりでなく、従来手も足も出ず歯も立たないような難信難透、難解《げ》難入の公案（禅の問題）も根底に徹して悟り、大きな喜びを得たこと六、七回、それ以外、小悟して喜びの余り手の舞い足の踏む処を忘れたこと数知れずであった。大慧《だいえ》禅師が大悟十八度《たび》、小悟数を知らずと言っておられることが真実であることが初めて分った。昔は二三足《ぞく》の足袋《たび》をはいても、足の裏がいつも氷雪の底にひたしているように冷《つめ》たかったが、今は最早冬三ヵ月、厳寒の日といえども、足袋もはかなければ炉にもあたらないようになった。自分の年は既に七十を越えはしても、これぞという少しの病気もないことは、内観法という神仙の術の余徳であろうか。

以上は、半分死にかかって虫の息を保っているに過ぎない白隠が、大いに無意義、でたらめなとりとめのない話を書き綴って、かの学徳も体力も優れた人々を惑わすものだ、などと言っては困る。もともと生れつき優れた素質があり、一言のもとに悟るような、才知のすぐれた人々のために説いているのではない。癡鈍なること此の私のようであり、病気で此の私のように疲れている人々が、本書をよく読んでよく考えてくれたならば、必ず少しは益する所があろう。おそれく知音《ちいん》・知己の人々だけは手をうって喝采してくれるであろう。なぜかというに、宋の詩人黄山谷《こうさんこく》の詩の文句にもあるではないか。「馬枯萁《こき》を咬《か》んで午枕《ごちん》に喧《かまび》すし」――馬がひからびた豆がらをバリバリ咬んで午睡の人の耳にやかましく響いてくる。大した音でもないから平生は雑音に消されてしまうのに、辺りが静まるとやかましく響くのだ。我が内観の説も時と場合により知己を得ることもあろうか。

時に宝暦丁丑《ていちゅう》（ひのとうし。一七五七年）一月二十五日

本付録は、伊豆山格堂著『白隠禅師 夜船閑話』（春秋社、一九八三年）より引用した。
引用に際して、不要な註は取り、ルビを一部補った。

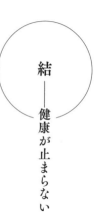

結——健康が止まらない

「人生で今日が一番、健康で元気です！」

まさかこんな風に言える日が来るなんて、想像できましたか？——十代、二十代の椎名由紀さん。

今年は四十七（シーナ）歳、世間一般であればやれ更年期だ、シミやシワ、白髪だと、何かと老化を厭う年齢ですが、私は十六年前に『夜船閑話』に出逢ってからというもの、むしろ年々健康度が上がり、間違いなく、加齢とともに、元気度も幸福度も上がっています。あの時、生きながらえて本当によかった！あれほど辛く苦しい地獄を見たからこそ、ここがすでに蓮華国、極楽だったことに気づけたのです。若い時の苦労は買ってでもせよ、とはよく言ったものです。

若い頃の私は、自己中心的で利己的で、最も身近な自然であるはずの自分の体を顧みることなく、好き勝手に、無理に使いました。その結果、自分でその身を滅ぼした（自律神経を乱した）のです。

先日のレッスンの折、全身にがんが見つかったという女性が、撮影した自身の姿勢を見て一言。

「なんてひどい！　体さんごめん!!　あー、小学生の時に習いたかった！」
私も同感です。生きる上で最も大事な、生命の根源である「姿勢と呼吸を調え、さすれば心が調う」ということを、今やどの大人も忘れてしまい、そう教えてくれる人はいませんでした。
かと言って、人のせいにはできないのです。あなたの体は、あなたが責任を持つのです。誰かのせいにしても、治してくれる何かを待っていても、そのような魔法は起こりません。けれども、白隠さんが白幽子に秘法を習った三一〇年前から、さらに昔の千年前から変わらぬ法則として、「健康」になる方法はあります。その法を一人でも多くの方に伝えるべく、本書は出来上がりました。

「本来仏」であると疑いようのないほどに神秘的な体。母の子宮内で、はじめは魚類か爬虫類かという形から、生物の進化の全ての過程を体験して人間の形になるという摩訶不思議。何もなかったところから出来上がった内臓や血管、神経、リンパ、骨や筋肉、皮膚や髪、爪。そして、これらが常に生まれ変わり、変化し続けている、呼吸し続けていることが、今、生きているということ。その尊さに、かつての私はまったく意識が向いていませんでした。この壮大すぎる大宇宙の不思議の摂理に気づき、その機能が最大限に発揮できるよう、私たちは知性を持って、日々自然な状態に調えないといけなかったのです。本当は息ができているだけでありがたく、仏のような本来の自分に還ることができるのですから。

そして、自分だけではありません、他人も、他の生物も、この超高速回転をする地球上でなぜだか飛ばされない仲間たち全てが仏であり、素晴らしい存在だと気づけるのです。衆生本来仏也、あぁ、生きるとはなんと輝かしく、楽しく、また美しいものであることでしょう。欲しいものは既に全部持っていたのだ、ということに気づけば、外の溢れる情報に振り回されなくなります。どっしりと肚が坐り、芯が通るのです。毎朝太陽を拝んでＺＥＮ呼吸法をし、夜は月を愛で、一年を通して四季に酔う、もうこれで十二分です。朝に鳥の声を聴けば、それ以上欲しいもの、ナシ。ただ一つ望むのは、世の人に健康になってもらいたい、それだけです。

健康になりたいと切望する時、多くの現代日本人は医療（他者）に頼ります。しかし、医療は疾病を専門的に対象としてはいますが、「健康」の専門家ではありません。実際に私は、十代で二十個以上の不調を抱えながらいくつもの医療機関を梯子しましたが、改善せず、自分は医師にもわからないほど特別な不治の病なのだと大きな勘違いをしていたほどです。健康は、外のものや人によって手に入るものではありません。自分の体を学習し、自らが築き上げていくものです。

便利で楽な現代の生活はありがたいものですが、座って頭ばかりをよく使い、身体を動かさなくなりました。なんでもインスタントでコンビニエントな時代になり、たった数十年で、人の身体の知性は失われてしまったように思います。なんでもすぐにできるようになりたい、と思っている人が多いのも、そうした社会の悪しき副産物でしょう。「いつできるようになりますか？」と、よく聞かれますが、それはわかりません。しかしあなたの体は知っています。本来の体の能力を、フルに「社長」が使ってくれるその日を待っているのです。たとえいくらお金があったとしても、最後は誰しも健康が欲しいのです。病気になってからではなく、今ある不調の原因を探り、日々、じわじわコツコツと自分の体と向き合いケアする、その朝のたった数分の時間が、自分を満たし、健康を創り出します。健康になる〝魔法〟はありません。今の状態は、身体からの通知表、大自然からのあなたへの評価なのです。今日より明日、一カ月後、一年後、十年後……どんどんよくなる自分に出逢いませんか？

呼吸は一生続くもの、そして今すぐ工夫できるものです。一生続けられるものこそ真理だと思います。呼吸が深まると、体への驚きや感動も尽きることはありません。そうなってくると、年を取ることが楽しくて嬉しくて、仕方ないのです。それは「まだ死んでいない、今日も生き続けられている」という証ですから。そしてまた、自分のことで精一杯だった頃と違い、自由に元気に動くことができると、幸せを実感する機会も増えたように思います。人の幸せというのは、物質的な充足よりはるかに「人の役に立てた」という喜びが勝るのです。人間、結局は人に喜ばれることが自分の幸せなのだと感じています。そしてこれは真に健康でないと得られない、最大の幸福感であり、自己肯定なのです。

健康になって十六年、不健康時代の長さをちょうど超えたこの記念すべき年に、十年来ファンであった現代に生きる稀代の禅僧、横田南嶺管長猊下と共著を出させていただくなど、いまだに夢のようです。苦しむ人の救いとなる『夜船閑話』を、どうしても世に伝えたいという想いが叶ったのは、白隠さんの言う「この秘法を怠らず実践すればどんな病も治らないことはなく、達成したいことを成せるようになる」――まさにであります!!

これまで長きに渡りＺＥＮ呼吸法に関わり支えてくださった皆様、お名前を挙げれば書ききれないほど多くの方々にお世話になって今があります。また出版に当たり大変お世話になった春秋社の神田明社長、豊嶋悠吾さん、爽やかな若き才能でアドバイスして頂いた柳澤友里亜さんに、深く内臓よりお礼を申し上げ、結びといたします。

二〇二二年十一月吉日　　今日もまた干し柿を吊るす

椎名　由紀

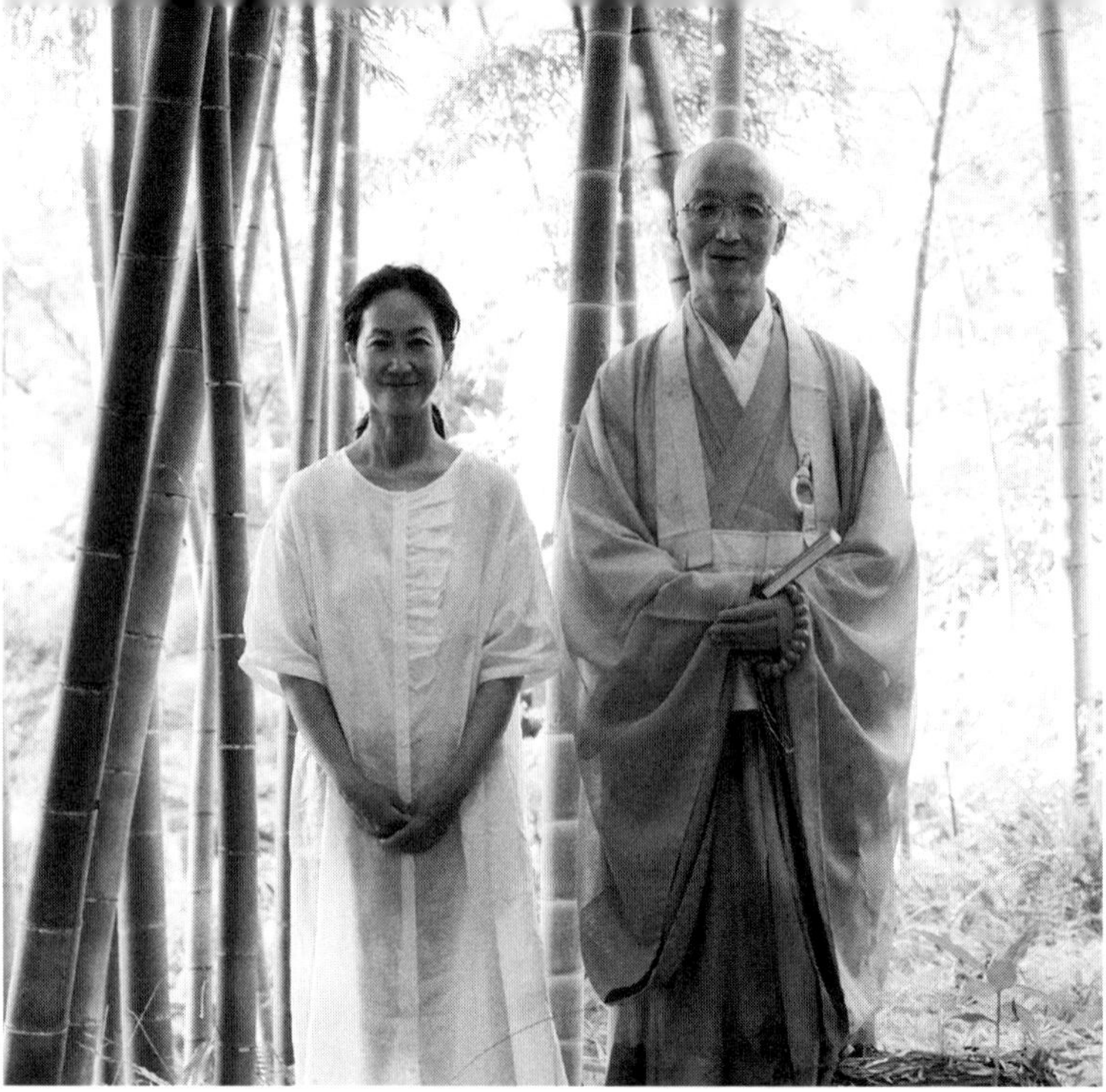

椎名由紀（しいな・ゆき）

ZEN呼吸法呼吸アドバイザー。体内対話株式会社代表。MC。

1975年生まれ。早稲田大学第一文学部哲学科卒。10代半ばより15年間続いた原因不明の頭痛や夥しい身心の不調を、「白隠」の呼吸法で完全に克服。「本来人間とはこんなにも健康で幸せに生きられるのか」と驚き、『夜船閑話』と自身の経験から2007年に「ZEN呼吸法」としてメソッド化。代々木のスタジオを中心に一般向けの講座、企業や団体、学校での講演も多数。英・仏・独・ギリシャ・オーストリアなど欧州にてワークショップを多数開催。東京国立博物館・九条館での英語講座も人気を博す。著作はこれまでに5冊、6か国で翻訳され、2024年に日英二か国語の音声ガイドCD「ZEN呼吸法メソッド」（テイチクエンタテインメント）をリリース。湘南と信州の二地域に居住し、無肥料無農薬の米を育てている。

ZEN呼吸法：https://www.zenkokyu.com/

横田南嶺（よこた・なんれい）

臨済宗円覚寺派管長。花園大学総長。

1964年、和歌山県新宮市に生まれる。大学在学中に東京白山・龍雲院の小池心叟老師に就いて出家得度。1987年、筑波大学を卒業、京都建仁寺の湊素堂老師のもとで修行。1991年、鎌倉円覚寺の足立大進老師のもとで修行。1999年、円覚寺僧堂師家。2010年、円覚寺派管長。2017年、花園大学総長。2023年、公益財団法人 禅文化研究所所長に就任。著書に『祈りの延命十句観音経』『禅と出会う』（以上春秋社）、『十牛図に学ぶ——真の自己を尋ねて』（致知出版社）、『二度とない人生を生きるために』（PHP研究所）、『パンダはどこにいる？』（青幻舎）ほか多数。ラジオや講演会、円覚寺日曜説教など出演多数。また現在はYouTubeなどにて仏教や禅についての一口法話、ゲストを招いた対談、日々の「管長侍者日記」などを配信中。

ZEN呼吸

「健康」は白隠さんから

2023年1月15日　第1刷発行
2024年6月25日　第3刷発行

著者　椎名 由紀
横田 南嶺

発行者　小林 公二

発行所　株式会社 春秋社
〒101-0021
東京都千代田区外神田2-18-6
電話 03-3255-9611
振替 00180-6-24861
https://www.shunjusha.co.jp/

ブックデザイン　河村 誠

写真　望月 小夜加

印刷・製本　萩原印刷株式会社

Printed in Japan, Shunjusha
ISBN978-4-393-71083-8
定価はカバー等に表示してあります